Peter Fuchs

Ergotherapie im Suchtbereich

Alkohol- und Medikamentenabhängigkeit

Krankheitsbilder mit medizinischen,
psychischen und psychosozialen Folgen
und ihre Behandlungsmöglichkeiten

Peter Fuchs

Ergotherapie im Suchtbereich

Alkohol- und Medikamentenabhängigkeit

Krankheitsbilder mit medizinischen, psychischen
und psychosozialen Folgen
und ihre Behandlungsmöglichkeiten

vml verlag modernes lernen - Dortmund

© 1996 verlag modernes lernen, Borgmann KG, D-44139 Dortmund

2. Aufl. 2000

Herstellung: Löer Druck GmbH, Dortmund

 Bestell-Nr. 1025   ISBN 3-8080-0358-8

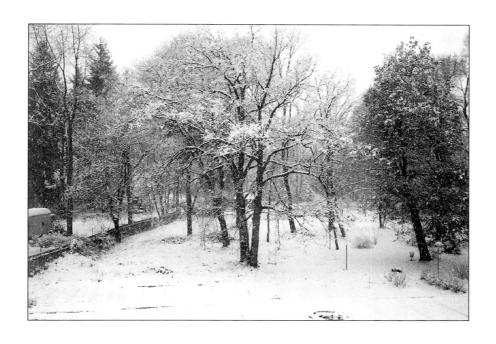

Es ist die schönste Art des
menschlichen Zusammenlebens,
wenn der eine Mensch an dem
anderen sich heranentwickelt,
wenn seelisch der eine durch
den anderen wird...

Rudolf Steiner

Inhalt

Einleitung

Die Ergotherapie / Beschäftigungs- und Arbeitstherapie nimmt in den meisten Facheinrichtungen zur Behandlung von **Alkohol- und Medikamentenabhängigen** einen hohen Stellenwert ein. Der Berufsverband hat sich auf die einheitliche Begriffsbestimmung *Ergotherapie* festgelegt. Die Ergotherapie wird in den meisten Facheinrichtungen im Konzept als wesentlicher Bestandteil des Gesamtbehandlungsplanes aufgeführt.

Zuständig für die ergotherapeutische Behandlung von suchtkranken PatientInnen ist allerdings nicht immer ein(e) ErgotherapeutIn. Diese Berufsbezeichnung ist im Gesetz über den Beruf der/des Beschäftigungs- und ArbeitstherapeutIn (BeArbThG vom 25.05.1976) geregelt; zur Ausübung bedarf es der Erlaubnis.

Die Behandlung, resp. Betreuung erfolgt im Rahmen der jeweiligen Ergotherapie auch durch andere Berufsgruppen. Statt ErgotherapeutInnen finden wir die Stellen durch z.B.: *ArbeitserzieherInnen, ErzieherInnen am Arbeitsplatz, WerklehrerInnen, HandwerksmeisterInnen mit (oder ohne) qualifizierte Zusatzausbildung, handwerklich geschicktes Krankenpflegepersonal, ErzieherInnen mit handwerklicher Grundausbildung, SozialpädagogInnen* besetzt. Im Bereich des Gesundheitswesen ist mir kein Bereich bekannt, in dem derart unterschiedliche Berufsgruppen die gleiche Tätigkeit ausüben. Mit dieser Aussage möchte ich keine Wertung hinsichtlich der Arbeitsqualität der jeweils ausführenden MitarbeiterInnen treffen; sie sollte vielmehr zum Nachdenken und ggf. zur Diskussion anregen.

Die jeweilige Zielsetzung dürfte bei allen vorgenannten Fachkräften gleich sein: die **Rehabilitation** bzw. die **Resozialisierung.**

Dieses Buch richtet sich an Menschen, die sich entweder noch in der Ausbildung zur/zum ErgotherapeutIn o.ä. befinden, sowie an PraktikerInnen im o.a. Suchtbereich.

Es ist als Sachbuch konzipiert und soll keinesfalls ein Lehrbuch ersetzen; hier verweise ich auf die entsprechende Fachliteratur zur Vertiefung (Buchempfehlungen im Anhang).

Die für mich entscheidenden AutorInnen habe ich ebenfalls im Anhang zusammengestellt; ihnen bin ich zu größtem Dank verpflichtet.

Besonders herzlich möchte ich mich bei Herrn Prof. Dr. med. Wilhelm Feuerlein, ehemaliger Leiter der Psychiatrischen Poliklinik des Max-Planck-Instituts für Psychiatrie, München bedanken. Seine Kritik und Anregungen waren für mich sehr wertvoll und unterstützen meine Arbeit. Dank möchte ich auch meiner Frau Gertraud sagen, die mir die Zeit in unserer Beziehung einräumte, dieses Buch zu schreiben.

München, im Herbst 1995

Peter Fuchs

Die Entstehung der BT/AT

Die Entstehung der Beschäftigungs- und Arbeitstherapie, der heutigen Ergotherapie möchte ich in einer kurzen, historischen Zusammenfassung erläutern.

Der **„Wert der Betätigung"** für eine freiere Behandlung seelischer Krankheiten wurde bereits in der spätantiken Heilkunde erkannt; **Celsus** im 1. Jh. n. Ch., von **Soranus** aus Ephesus im 2. Jh. n. Ch. und von **Oribasios**, dem Leibarzt des Kaisers Julianus Apostata. Im 6. Jh. n. Ch. richteten Mönche *Spitäler* zur Behandlung seelisch kranker Mönche ein. Arabische Ärzte gründeten im 8. Jh. n. Ch. Spitäler für seelisch Kranke und wandten dort auch Physikalische Behandlungsmethoden an.

Nach Stiftungen von weiteren psychiatrischen Spitälern in **Uppsala, Bergamo** und **Florenz** im 14. Jh. n. Ch., gründete der spanische Pater Juan Gilbert **Jofrè** 1409 ein Spital in **Valencia**. Im Jahre 1425 wurde auf Anordnung des Königs **Alfons V.** in **Saragossa** das Hospiz **„Urbi et orbi"** gegründet; PatientInnen wurde dort in Werkstätten, im Haus- und Feldbau ausgedehnt beschäftigt.

Die Gründung weiterer Anstalten verdanken wir dem Bedürfnis, einer bestimmten Personengruppe in Not zu helfen. Im Mittelalter, als das Klosterleben seine höchste Blütezeit erreicht hatte, versorgten oftmals KlosterbewohnerInnen bedürftige Menschen wie: *Reisende, zurückgebliebene Witwen und Waisen, Bettler und Kranke.* Ihnen wurde Unterkunft und Verpflegung gewährt. Etliche Klosterorden hatten somit eine Aufgabe im Rahmen der Barmherzigkeit. Nach und nach entstanden Pflege- und Armenhäuser, Hospize – die späteren Krankenhäuser.

Zur gleichen Zeit herrschte die Auffassung, daß es in der Gesellschaft **unerwünschte Elemente** wie: *Verschwender, Entgleiste, heruntergekommene Söhne aus gutem Hause, Trunkenbolde und „vom Teufel Besessene"* gebe, die aus der Gesellschaft entfernt werden müßten. Somit wurden seitens der damaligen Stadtverwaltungen die ersten **Besserungsanstalten** gegründet.

Die damaligen Zustände waren oft **menschenunwürdig**; seelisch kranke Menschen wurden „verwahrt", teilweise *jahrelang* in Ketten gelegt.

Im Revolutionsjahr 1793 befreite Philippe **Pinel** im Pariser Psychiatrischen Hospital >**Bicètre**< 53 Kranke von ihren Ketten und schuf somit maßgebliche Voraussetzungen für eine grundlegende **Reform** der Psychiatrie, der auch die methodische Entwicklung der **Arbeitstherapie**, als der historischen Ahnherrin unserer heutigen **Beschäftigungstherapie**, resp. **Ergotherapie** zu verdanken ist.

Das Prinzip der Arbeitstherapie ist eng verknüpft mit der Forderung nach **menschenwürdiger Behandlung** seelisch kranker Menschen.

Diese Forderung wurde insbesondere Ende des 18. Jh./ Beginn 19. Jh. n. Ch. durch Samuel **Rush** (USA), **Pinel** (Frankreich), **Conolly** und **Tuke** (England), **Chiarugi** und Baron **Pisani** (Italien), **Reil**, **Langermann** und **Roller** (Deutschland) unterstützt.

Jakobi forderte die **Erziehung** der Kranken zur Sozialität im weitgehendsten Sinne und Hermann **Simon** realisierte diese Idee im Jahre 1924. Mit hoher pädagogischer und organisatorischer Begabung, ausgeprägtem Realitäts- und Ordnungssinn hat er in der von ihm geleiteten Psychiatrischen Anstalt Gütersloh arbeitstherapeutische Einrichtungen geschaffen, die heute noch als **mustergültig** gelten dürfen.

Als „**aktivere Krankenbehandlung**", im Mittelpunkt einer **Milieutherapie**, nahm Simon die „no restraint-Idee" von Conolly auf und setze drei Kernpunkte:

---

1. Arbeit
2. Erziehung
3. Eine gesunde und menschenwürdige Umgebung

Heute wird in vielen Einrichtungen **Ergotherapie** angewandt. Zur Übersicht möchte ich hier einige der Einrichtungen nennen:

Psychiatrie,

Forensische Psychiatrie,

Zentren für:

- Epileptiker,
- Asthmatiker,
- geistig Behinderte,

Heime für Obdachlose,

Fachkliniken zur Behandlung von Suchterkrankungen,

Strafvollzug,

Sonderschulen,

Sanatorien für Neurose-PatientInnen,

Allgemeinkrankenhäuser,

Kinderkliniken,

militärische Rehabilitationseinrichtungen,

Pflegeheime für chronisch Kranke,

Altenheime,

Rehabilitationseinrichtungen für:

- Blinde,
- Sprach- und Hörgeschädigte.

Die Reihenfolge ist ohne Bedeutung und sollte nicht mit einer Bewertung in Zusammenhang gebracht werden.

Nun, da ich den Entstehungsprozeß zur Entwicklung der Ergotherapie beschrieben habe, erscheint es mir wichtig auch die Geschichte des Alkoholismus kurz historisch darzustellen.

Alkoholismus in Deutschland

Ende des 15. Jh. n. Ch. fanden sich in süddeutschen Städten derart viele Betrunkene auf den Straßen, daß man z.B. in Nürnberg eigene kleine Wagen bereit hielt, um den Heimtransport zu gewährleisten. In Württemberg kamen beim Zechen, nach einem Weinjahr vom Herbst 1540 bis zum Fasten 1541, über **400 Menschen** ums Leben.

Der Wandel in der Einstellung zum Alkohol und der Bekämpfung des Alkoholismus ging von den angloamerikanischen Ländern aus.

Gegen Ende des 18. Jh. n. Ch. stellte der Marinearzt **Trotter** erstmals die These auf, *daß Trunksucht eine Krankheit sei.* Ebenfalls ein Engländer, der Mediziner Thomas **Sutton**, beschrieb 1813 das *Delirium Tremens*: er sei fest davon überzeugt, daß es auf Ausschweifungen beim Trinken zurückzuführen sei. In der damaligen Therapie setzte man auf das beruhigende Opium.

Eines der ersten Gewerbe nach den Napoleonischen Kriegen war die *Branntweinherstellung*; es entstanden modernste Spritfabriken mit Dampfbetrieb. Die ländliche Bevölkerung, eher Biertrinker, hielten mit den Städtern mit und es wurde Schnaps konsumiert; die Ausmaße waren beunruhigend.

Friedrich Wilhelm III. wurde 1837 von dem Reverend Robert **Braid**, einem Missionar der American Temperance Union, aufgesucht, der ihm eine entsprechende Propagandaschrift vorlegte. Davon sichtlich beeindruckt, verteilte er tausend Exemplare an seine Landräte und der Kampf gegen den Schnaps nahm seinen Lauf. An dieser Stelle sei erwähnt, daß aus hygienischen Gründen Wasser kaum genießbar war, Fruchtsäfte konnten noch nicht haltbar gemacht werden, das Bier wurde allgemein akzeptiert.

Die in Deutschland gegründeten Verbände zur Bekämpfung des Alkoholismus, basierten zumeist auf christlich-konfessioneller Grundlage, z.B. Kreuzbund und Blaues Kreuz.

Das **Blaue Kreuz** wurde 1877 von Pfarrer **Rochat** (evang.) in Genf, der **Kreuzbund** von katholischer Seite, 1896 in Aachen von Pfarrer **Neumann** gegründet.

Die Verbände waren (und sind) abstinent-orientiert und verstehen sich als **Selbsthilfegruppen**, wie z.B. die **Anonymen Alkoholiker** (AA). Die AA wurden von zwei „trockenen Alkoholikern" in Amerika gegründet. 1828 hatten sie ca. 30.000 Mitglieder, 7 Jahre später in 6.000 Vereinen **2 Millionen** Mitglieder.

1879 wurde das erste deutsche Trinkerasyl „*Siloha*" in Lintorf bei Düsseldorf eröffnet. Es folgten weitere Anstalten und im Jahre 1900 erschien das erste Verzeichnis von **Trinkerheilstätten** mit 27 benannten Einrichtungen. Ein wichtiger Punkt war die Finanzierung der einzelnen Einrichtungen. Die meisten finanzierten sich selbst durch eigene Mittel, z.B. Einnahmen aus landwirtschaftlicher Produktion; von staatlicher Seite erfolgte keine Unterstützung. Ein Rückgang der Heilstätten war während des Dritten Reiches zu verzeichnen. Alkoholkranke kamen nicht mehr *freiwillig*; sie kamen aufgrund vor Verfügungen, Urteilen oder aus Angst davor, denn die Trunksucht fiel unter das Gesetz zur Verhütung *erbkranken Nachwuchses*.

Nach dem Krieg ging es langsam wieder bergauf; alte Einrichtungen besannen sich wieder ihrer Aufgabe, neue Einrichtungen entstanden. Sicherlich entscheidend für den weiteren Ausbau von Einrichtungen war die **Anerkennung der Krankheit Alkoholismus** durch das **Bundessozialgericht** 1968. Die Behandlung war nun eine Rehabilitationsleistung und die Kosten wurden in der Regel von den Rentenversicherungsträgern übernommen.

Mit dem Urteil des Bundessozialgerichts veränderte sich auch personell in den Einrichtungen wesentliches: die Leitungen wurden mit Medizinern besetzt, was bis dahin nicht unbedingt selbstverständlich war. Siloha beispielsweise, wurde von einem Pfarrer geleitet. Es kamen Fachleute aus den Bereichen Psychologie und Sozialarbeit/Sozialpädagogik hinzu. Es entstanden die multiprofessionellen Teams, die multifunktionell zusammenarbeiteten. Der Forderung nach einer qualifizierten Weiterbildung wurde entsprochen und es gibt inzwischen eine gut ausgebaute Weiterbildung mit dem Abschluß SuchtkrankentherapeutIn.

Die meisten Suchtfachkliniken arbeiten heute mit einem festen Personalteam. Dazu gehören i.d.R.: Ärztin/Arzt, PsychologInnen, SozialpädagogInnen/SozialarbeiterInnen, Pflegepersonal, ErgotherapeutInnen, Bewegungs- und/oder SporttherapeutInnen, KrankengymnastInnen. Oftmals wird das Team durch z.B. KunsttherapeutInnen, GestaltungstherapeutInnen, HauswirtschafterInnen ergänzt.

Alkoholabhängigkeit ist eine Krankheit!

Allgemeines

Alkohol – seit Jahrtausenden gebräuchlichstes Genußmittel – ist heute zugleich *das* bedeutendste **Suchtmittel!**

Die Entstehung und Verbreitung des Alkoholismus ist in hohem Maße von **regionalen** und **soziokulturellen** Bedingungen beeinflußt worden. Für die Bundesrepublik Deutschland bedeutet Alkoholismus:

Alkoholkranke Mitmenschen (Stand: 1993) >	**2,5 Millionen**
Zahl der Alkoholtoten (geschätzt) >	**40.000**
Verkehrstote*	**4.956**
(* nach Auffassung des Verbandes Technischer Überwachungsvereine (1992) mit großer Wahrscheinlichkeit durch alkoholisierte Fahrzeugführer)	
Tote pro Jahr durch Alkoholpsychosen >	**249**
Alkoholbedingte Einzelkündigungen >	**jede 6.**
Krankenhauskosten nach Alkoholmißbrauch >	**1,4 Milliarden DM**
Aufwendungen für Reha-Maßnahmen >	**500 Millionen DM**
Betriebswirtschaftliche Verluste in einem 10.000 MitarbeiterInnen-Betrieb: >	**1,5 Millionen DM**
Kosten für zeitweilige oder dauernde Arbeitsunfähigkeit >	**3,2 Milliarden DM**
Volkswirtschaftlicher Gesamtschaden* (geschätzt) >	**30 Milliarden DM**
(* allein in den alten Bundesländern)	
Kosten für alkoholbedingte Lebererkrankungen*	**4,4 Milliarden DM**
(* Darin eingeschlossen sind neben Behandlungskosten von 400 Millionen DM auch indirekte Kosten durch Arbeitsunfähigkeit oder Frühpensionierung)	

Quelle: Deutsche Hauptstelle gegen die Suchtgefahren, Hamm

Aus der (geschätzten) Zahl der Alkoholabhängigen ergeben sich folgende Daten für die einzelnen Bundesländer:

Baden-Württemberg	235.000
Bayern	250.000
Berlin	200.000
Brandenburg	70.000
Bremen	16.000
Hamburg	60.000
Hessen	200.000
Mecklenburg-Vorpommern	60.000
Niedersachsen	200.000
Nordrhein-Westfalen	600.000
Rheinland-Pfalz	110.000
Saarland	27.000
Sachsen	150.000
Sachsen-Anhalt	150.000
Schleswig-Holstein	60.000
Thüringen	100.000

Quelle: Deutsche Hauptstelle gegen die Suchtgefahren, Hamm

Wieviel betriebliche Schadensfälle ihre Ursache im Alkohol haben, wird nicht erfaßt. Lediglich in Hamburg (1977) wurden 84 Betriebe mit insgesamt 47.000 ArbeitnehmerInnen zu diesem Thema untersucht.

Bei jedem **vierten** Betriebsunfall war Alkohol im Spiel. Wenn diese 25%-Quote stimmt, dann verursacht Trunkenheit jedes Jahr in Deutschland 300.000 bis 400.000 Betriebsunfälle; Details sind unbekannt.

Einige Auszüge einer Reportage zum Thema Alkohol, Das Büro-Drama, Zeitschrift FOCUS, 41/93:

- Suff im Büro: In einem 40-Mann-Betrieb sind statistisch mindestens acht nie ganz nüchtern.

- Fünf bis zehn Prozent derer, die zwischen Werkbank und Schreibtisch schalten und walten, gelten als so stark *alkoholabhängig*, daß nur ein Entzug sie heilen könnte. Weitere zehn bis fünfzehn Prozent der berufstätigen Deutschen sind suchtgefährdet.

– Tabellenerste unter den Zechern im Dienst sind lt. Infratest: Topmanager, Journalisten, Politiker und Schauspieler.

– Alkoholverbrauch pro Kopf und pro Jahr: 12 Liter reiner Alkohol.

– Jeden Montag melden sich 2,3 Millionen ArbeitnehmerInnen krank. Ein Drittel davon wegen Psychostreß, ein Drittel aus Suchtgründen.

Alkoholabhängige Menschen sind in **allen** Bevölkerungsschichten vertreten. Nicht nur der zuvor angegebene Personenkreis gehört dazu, sondern auch: Jugendliche, Hausfrauen, StudentInnen, Soldaten, PolizistInnen, UnternehmerInnen, viele Wechselschichtberufe, Ungelernte und Arbeitslose, ohne Anspruch auf Vollständigkeit.

Das Verhältnis alkoholabhängiger Männer und Frauen beträgt ca. 3 : 1. Die schon angesprochenen entstehenden Gesamtkosten durch Behandlung und Schäden, belasten unsere Solidargemeinschaft unverhältnismäßig hoch.

Der Erstkontakt mit Alkohol findet in den meisten Fällen in der *Familie* statt. Mehr als 50% der Jugendlichen werden daheim im Umgang mit Alkohol vertraut gemacht. Das Trinkverhalten der Jugendlichen ähnelt oft dem der Erwachsenen (siehe Tab. S. 21).

Zum steigenden Alkoholkonsum ist parallel die Zahl der *körperlichen, psychischen und sozialen* Folgen angewachsen. Regelmäßig Alkohol trinkende Menschen verweilen wesentlich länger in Krankenhäusern als nichttrinkende PatientInnen.

Die Unfall- und Suizidstatistik erwähnt Alkoholismus als häufige Bedingung. Alkoholismus gehört somit – mit **allen** Begleit- und Folgeerscheinungen – zu den aktuellen sozialmedizinischen und volkswirtschaftlichen Problemen.

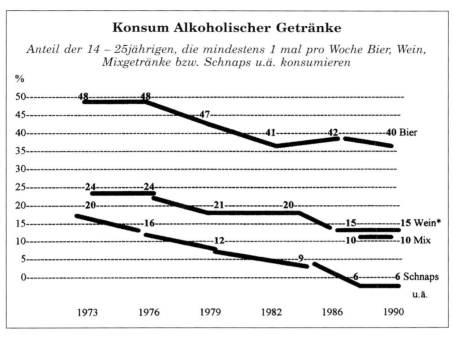

Konsum Alkoholischer Getränke

Anteil der 14 – 25jährigen, die mindestens 1 mal pro Woche Bier, Wein, Mixgetränke bzw. Schnaps u.ä. konsumieren

%

50 ----- 48 ----- 48 -----
45 ----- 47 -----
40 ----- 41 ----- 42 ----- 40 Bier
35 -----
30 -----
25 ----- 24 ----- 24 -----
20 ----- 20 ----- 21 ----- 20 -----
15 ----- 16 ----- 15 ----- 15 Wein*
10 ----- 12 ----- 10 ----- 10 Mix
5 ----- 9 -----
0 ----- 6 ----- 6 Schnaps
u.ä.

1973   1976   1979   1982   1986   1990

Quelle: Themen, Verlagsbeilage im Journalist 11/92, Verlag Rommerskirchen, Rolandseck (*1990: Wein/Sekt)

Hier möchte ich noch einige statistische Daten benennen:

Alkoholverbrauch in Deutschland, 1993

Verbrauch von reinem Alkohol	11,5 Liter
pro Kopf (Bier) der größte Teil	137,5 Liter
Marktanteil von Leichtbieren	1,5 Prozent
Wein	17,5 Liter
Spirituosen	7,2 Liter
Sekt und Schaumwein	5,1 Liter

Quelle: Deutsche Hauptstelle gegen die Suchtgefahren, Hamm

21

Steuern*:

Der **Staat** kassierte 1993 rund **8,04 Milliarden DM** aus der Branntwein-, Schaumwein-, und Biersteuer. Verdienst pro Liter für den Staat:

> Reiner Alkohol aus Spirituosen = 25,50 DM
> Alkohol in Schaumwein   = 26,60 DM
>
> Beim Bier muß sich der Staat pro Liter mit 3,18 DM begnügen.

* Quelle: Bundesverband der Deutschen Spirituosenindustrie

Definition: Alkoholismus

In den letzten Jahren hat sich die Unterscheidung zwischen **Alkoholmißbrauch** und **Alkoholabhängigkeit** durchgesetzt. Der Begriff **Alkoholismus** sollte nur in Verbindung mit Alkoholabhängigkeit benutzt werden.

Alkoholmißbrauch:

Unter Alkoholmißbrauch wird ein Konsum verstanden, der zu *körperlichen, psychischen* und/oder *sozialen* Schäden führt. Alkoholmißbrauch = Alkoholabusus.

Alkoholabhängigkeit:

Die Alkoholabhängigkeit ist definiert durch das Auftreten von **Toleranzveränderungen** gegenüber Alkohol und von **Entzugserscheinungen**. Daraus resultiert das Unvermögen, sich auch nur kurze Zeit des Alkohols *völlig* zu enthalten, bzw. die Unfähigkeit, den Alkoholkonsum *jederzeit* steuern zu können.

Alkoholabhängigkeit schließt in der Regel den Alkoholmißbrauch ein, d.h. Alkoholmißbrauch ist eine notwendige *aber* nicht hinreichende Voraussetzung für eine Alkoholabhängigkeit. Alkoholabhängigkeit = Suchterkrankung.

Die Alkoholabhängigkeit ist als Krankheit anzusehen. Sie wurde als solche 1968 in der Bundesrepublik Deutschland im sozialrechtlichen Sinn als Krankheit anerkannt.

Die Definition der Weltgesundheitsorganisation /WHO (**W**orld **H**ealth **O**rganization):

„Ein chronische Verhaltensstörung, die bestimmt wird durch wieder-
holtes Genießen alkoholischer Getränke über das sozial übliche Maß
hinaus. Der Alkoholgebrauch hat dabei ein Ausmaß, daß des Trin-
kers Gesundheit, seine Arbeitsfähigkeit und seine soziale Stellung
gefährdet werden".

Typologie

Der verstorbene Forscher und Arzt E.M. **Jellinek** war Berater der
WHO für Alkoholismus und ist der Pionier auf dem Gebiet der mo-
dernen, wissenschaftlichen Behandlung des Alkoholismus. Die von Jellinek vorgeschlagene Typologie mit fünf Kategorien, hat wohl am wei-
testen Verbreitung gefunden.

Er unterschied:

- *Alpha-Alkoholismus:*

  Der Alpha-Alkoholismus ist gekennzeichnet durch eine starke **psychologische** Auffälligkeit, während die soziologischen und sozioökonomischen Elemente als Bedingungen zurücktreten.

  Das Trinken ist **symptomatisch** – die Abhängigkeit **psychisch**.

  Bei diesem Trinkertyp wird auch vom *Konflikttrinker* gesprochen.

- *Beta-Alkoholismus:*

  Beim Beta-Alkoholismus besteht eine geringe (relativ zu sehen) psychologische und physiologische Gefährdung. Soziokulturelle Bedingungen spielen hier eine wesentliche Rolle bei der Entstehung. Hier
  besteht *kein* Kontrollverlust und *keine sichere* Abhängigkeit; es kann
  zu Mangelernährung, damit u.U. zu Leberschäden führen.

  Es besteht keine physische oder psychische Abhängigkeit.

  Dieser Typ wird als *Gelegenheitstrinker* bezeichnet.

- *Gamma-Alkoholismus:*

  Beim Gamma-Alkoholismus besteht eine erhebliche **psychische** und
  physische Abhängigkeit, während soziokulturelle und wirtschaftli-
  che Faktoren, in dem Bedingungsgefüge zurücktreten. Der **Kontrollverlust** ist *ausgeprägt.* Im Vordergrund steht die psychische Abhängigkeit und die später fortschreitende Toleranzentwicklung, die
  mit einer physischen Abhängigkeit einhergeht.

Der Gamma-Alkoholismus weist eine ausgeprägte Neigung zur Progression auf, er führt zu körperlichen, psychischen und sozioökonomischen Schäden.

Dieser Typ kann als *süchtiger* Trinker bezeichnet werden.

- *Delta-Alkoholismus*:

Beim Delta-Alkoholismus spielen **soziokulturelle** und **sozioökonomische** Faktoren im Bedingungsgefüge eine Hauptrolle, während psychologische Faktoren zurücktreten.

Das Verhalten von Delta-Alkoholikern ist durch gleichmäßige Aufnahmen von großen Mengen Alkohol gekennzeichnet, die über den Tag verteilt konsumiert werden. Es besteht die *Unfähigkeit* sich des Alkohols gänzlich zu enthalten, während die Kontrolle über den Alkoholkonsum noch relativ lange aufrechterhalten werden kann.

Im Vordergrund steht die **physische** Abhängigkeit, während die *psychische* Abhängigkeit sich relativ spät entwickelt. Auch dieser Trinkertyp zeigt eine Progression. Die psychischen und körperlichen Folgeerscheinungen sind ebenso massiv wie die sozioökonomischen.

Dieser Typ wird auch als *Spiegeltrinker* bezeichnet.

- *Epsilon-Alkoholismus:*

Der Epsilon-Alkoholismus ist eine periodische Trunksucht *mit* **Kontrollverlust**.

Dieser Typ wird relativ selten diagnostiziert (bei etwa 5 – 10% aller Alk.) und hat vor allem wegen seiner schwerwiegenden **psychosozialen** Folgen eine erhebliche Bedeutung. Die episodischen Trinker (auch als „Quartalsäufer" bezeichnet) unterscheiden sich von den chronischen Trinkern in verschiedener Hinsicht; u.a. durch ihr höheres Durchschnittsalter und dem späteren Beginn des Alkoholmißbrauchs, ferner durch ihren Trinkstil (überwiegend allein).

Es wurde versucht drei Untergruppen aufzustellen, die unter anderem durch folgende Merkmale charakterisiert sind:

1. Gruppe: episodisches Trinken von Beginn des Mißbrauchs an, die Auslösesituation ist kaum zu ergründen,

2. Gruppe: häufig Übergang vom Konflikttrinken, häufig schwere psychosoziale Folgen,

3. Gruppe: häufig Übergang vom chronischen Alkoholismus mit häufigen, spezifischen Vorbehandlungen.

> Der **Alpha-Alkoholismus** wird in manchen Fällen zum **Gamma-Alkoholismus,** der **Beta-Alkoholismus** zum **Delta-Alkoholismus**.

Nach einer Studie über *stationär* behandelte AlkoholikerInnen (Küfner & Mitarbeiter, 1986) gehören etwa **zwei Drittel** der PatientInnen dem Gamma-Typ, **20 Prozent** dem Delta-Typ an und etwa **5 Prozent** werden als Epsilon-Trinker bezeichnet.

E.M. Jellinek weist selbst darauf hin, daß *nur* der Gamma- und der Delta-Alkoholismus als Krankheit im eigentlichen Sinne aufzufassen sind. Es folgt eine Tabelle über die einzelnen Alkoholikertypen nach Jellinek (siehe Tab. auf S. 26).

Phasen des Alkoholismus

Die Alkoholkrankheit verläuft in **Phasen** mit jeweils charakteristischen Symptomen. Auch hier möchte ich die Bekanntesten (nach Jellinek) vorstellen.

Jellinek beschrieb 42 Symptome, die die Grundlage für die Einteilung bildete:

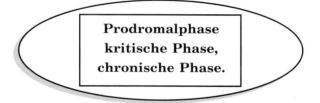

**Prodromalphase
kritische Phase,
chronische Phase.**

Prodromalphase:

Dauer: 6 Monate bis 5 Jahre.

Symptome:

- Der/die Betroffene trinkt heimlich, es besteht die Furcht als übermäßige(r) TrinkerIn erkannt zu werden.
- Dauerndes Denken an Alkohol (Sorge ob genügend alkoholische „Vorräte" da sind, vorsorglich ein paar Schnäpse trinken).
- Gieriges Trinken der ersten Gläser Alkohol.

Alkoholikertypen nach E.M. Jellinek

Art des Alkoholismus	Psychologische Auffälligkeit	Soziokulturelle Elemente	Suchtkennzeichen	Abhängigkeit	Versuch einer Typisierung (nach Feuerlein)
Alpha	+++ - ++++	+ - (++++)	0 kein Kontrollverlust, aber undiszipliniertes Trinken	nur psychisch	*Konflikttrinker*
Beta	+	+++ Wochenendtrinker	0 kein Kontrollverlust	keine, außer soziokulturelle	*Gelegenheitstrinker*
Gamma	+++ - ++++	+ - (+++)	++++ Kontrollverlust, jedoch Fähigkeit zur Abstinenz	zuerst psychische Abhängigkeit, später physische Abhängigkeit	*Süchtige Trinker*
Delta	+	+++ - ++++	++++ Unfähigkeit zur Abstinenz, aber kein Kontrollverlust	physische Abhängigkeit	*Gewohnheitstrinker*

- Schuldgefühle. Aufgrund von Schuldgefühlen werden Anspielungen, resp. Bemerkungen auf Alkohol vermieden.
- Sammeln, Horten von Alkoholmengen.
- Häufige Palimpseste (Filmriß oder Blackout, Räusche mit Erinnerungslücken).

Kritische Phase:

Dauer: unbekannt, keine Angaben.

Symptome:

- Verlust der Kontrolle (nach Beginn des Trinkens).
- Alkoholiker-Alibi (Rechtfertigung zum Grund des Trinkens).
- Widerstand gegen Vorhaltungen.
- Großspuriges Benehmen, wirkt auch überangepaßt.
- Auffallend aggressives Benehmen.
- Dauernde Zerknirschung, Selbstvorwürfe.
- Perioden mit völliger Abstinenz (mit ständigen Niederlagen).
- Änderung des Trinksystems (nicht vor bestimmten Zeiten trinken).
- Bezugspersonen meiden, fallenlassen.
- Häufiger Wechsel des Arbeitsplatzes.
- Das Verhalten auf den Alkohol konzentrieren.
- Verlust an äußeren Interessen.
- Neue Auslegungen zwischenmenschlicher Beziehungen.
- Auffallendes Selbstmitleid.
- Gedankliche oder tatsächliche Ortsflucht.
- Ungünstige Veränderungen im Familienleben.
- Grundloser Unwillen.
- Bestreben „eigenen" Vorrat zu sichern.
- Vernachlässigung angemessener Ernährung.
- Sexuelle Störungen.
- Alkoholische Eifersucht.
- Regelmäßiges morgendliches Trinken.

- Erste Einweisung ins Krankenhaus wegen *körperlicher*, alkoholischer Beschwerden (die aber von den betreffenden Personen anders *gedeutet* werden).

Chronische Phase:

Dauer: unbekannt, keine Angaben.

Symptome:

- Verlängerte, tagelange Räusche.

- Bemerkenswerter ethischer Abbau.

- Beeinträchtigung des Denkens.

- Passagere (nur vorübergehend auftretend) alkoholische Psychosen.

- Angstzustände.

- Zittern.

- Psychomotorische Hemmungen.

- Das Trinken nimmt den Charakter der Besessenheit an.

- Das Erklärungssystem versagt. Er/sie wird leichter einer Behandlung zugänglich.

Die Folgen des Alkoholismus

Der Begriff des *„chronischen Alkoholismus"* wurde Mitte des 19. Jahrhunderts geprägt (HUSS, 1852).

Huss verstand darunter eine Zusammenfassung *aller* Krankheitssymptome des Nervensystems, die in dieser Form bei PatientInnen auftraten, die längere Zeit alkoholische Getränke im Überfluß zu sich genommen hatten. Es kam dann zu einer Begriffserweiterung auf alle alkoholbedingten Folgekrankheiten – allgemein Schäden auf körperlichem oder psychischem Gebiet.

Bei einem Blutalkoholspiegel von etwa 3 Promille ergibt sich für die meisten Menschen das klinische Bild der *Alkoholintoxikation* (Alkoholvergiftung). Die tödliche Blutalkoholkonzentration (BAK) liegt bei 5 bis 8 Promille. Die durchschnittliche Dosis mit tödlichem Ausgang, liegt bei ca. 4 Promille, bei chronischen AlkoholikerInnen mit Toleranzveränderung liegt sie höher.

Einfacher Rausch:

Der Alkoholrausch ist nicht unbedingt mit dem Alkoholismus verknüpft, sondern ein Zustand einer übermäßigen akuten Alkoholzufuhr.

Die akute Alkoholvergiftung ist sicher sehr häufig, konkrete Zahlen liegen jedoch nicht vor. Es gibt eine Reihe von Einteilungen der Alkoholvergiftungen nach Schweregraden.

Komplizierter Rausch:

Die komplizierten Räusche klingen (wie die einfachen Räusche) innerhalb einiger Stunden ab. Sie enden immer in einem Schlafzustand und hinterlassen eine amnestische Lücke.

Alkoholentzugssyndrom:

Als Alkoholentzugssyndrome werden Krankheitserscheinungen bezeichnet, die bei Unterbrechung oder abrupter Verminderung der Alkoholzufuhr auftreten.

Klinisches Bild:	
Internistisch:	Magen-Darm-Störungen (Appetitstörungen, Brechreiz, Durchfall, Magenbeschwerden), Herz- und Kreislaufstörungen, Tachykardie.
Vegetative Störungen:	vermehrte Schweißneigungen, Schlafstörungen.
Neurologisch:	Tremor, Artikulationsstörungen, epileptische Anfälle.
Psychisch:	Angst, vermehrte Reizbarkeit, Depressionen, Gedächtnisstörungen, Halluzinationen, Störung der Bewußtseinslage.

Der Entzug dauert einige Tage bis höchstens wenige Wochen. Auch nach wochenlanger Beschwerdefreiheit kann es noch zu Spätsymptomen (sog. Trockenentzug) kommen.

Folgekrankheiten:

Die Folgekrankheiten bei Alkoholismus können recht zahlreich sein; zur Vertiefung des Wissens möchte ich hier auf die einschlägige Fachliteratur verweisen. Die häufigsten Krankheiten möchte ich hier in einer Tabelle vorstellen:

Folgekrankheiten bei Alkoholismus

Internistische Folgen:	Beeinflussungen:	Psychische Folgen:	Neurologische Folgen:	Psychiatrische Folgen:	Psychosoziale Folgen:
Alkoholische Myokardiopathie, - Rhythmusstörungen, - Hypertrophiezeichen (Röntgenaufnahme), - Herzinsuffizienz, Gastritis, akute Gastritis, chronische Ulkuskrankheit, Fettleber, Alkohol-Hepatitis (chronische), Alkohol-Hepatits (akut, lebensbedrohlich) Leberzirrhose, Pankreatitis (chronische)	Diabetes mellitus, Fettstoffwechsel-störungen, Hyperurikämie, Gicht, Pankreatitis, Leber- und Gallenwegs-erkrankungen, Uluskrankheit, Erkrankungen des hämopoetischen Systems, Infektionskrankheiten: - T b c, - Lobärpneumonie.	Beeinträchtigung des Selbstwertgefühls, Depressive Reaktionen, Abhängigkeitsgefühl, Minderwertigkeitsgefühl Schuldgefühle, Suizidgedanken, Perspektivenlosigkeit, Passivität, Angst, Mutlosigkeit, Resignation, Unselbständigkeit, Affektlabilität, Kritiklosigkeit, Reizbarkeit.	Alkoholneuropathie, Hirnorganische (epileptische) Krampfanfälle, Alkoholtoxische Kleinhirnrinden-atrophie, z.B. Gangataxie, Polioencephalopathie Wernicke (meist gefolgt von Korsakow-Syn.)	Amnestisches Syndrom (Korsakow-Syndrom), Alkoholpsychosen, Alkoholtoxische Großhirn-rinden-atrophie, Alkoholbedingte psychische Leistungsstörungen und Wesens-veränderungen: - Wahrnehmungsfähigkeit, - Aufmerksamkeit, - Konzentrationsfähigkeit, - des Gedächtnisses, - des verbalen Lernens, - der Verarbeitung von zeitlichen Abfolgen, - des verbalen und nonverbalen Abstrahierens, - des Problemlösens, - des räumlichen Vorstellungsver-mögen, - der Motorik, vor allem der Feinmotorik,	Gefährdung partnerschaftlicher Beziehungen, zunehmende Bindungslosigkeit, Vernachlässigung der Familie, Gefährdung des Arbeitsplatzes, verbunden mit der Gefahr des sozialen Abstiegs, erhöhte Unfallgefahr, Verlust des Führerscheins, Vermögenseinbuße, Deliquenz mit zivil- und strafrecht-lichen Konsequenzen, Belastung der Allgemeinheit, die sich gegen solche Inanspruch-nahme wehrt.

Sonstige Bereiche:
Alkoholembryopathie (fetales Alkoholsyn.).

In schweren Fällen:
Störungen der Orientierung,
Affektivität, kognitiven Leistung,
des Antriebs, so daß es zum Vollbild
des organischen Psychosyndroms
kommt.

Soziale Folgen

In erster Linie ist immer die Familie als Folge des Alkoholismus betroffen. Die Einwirkungen auf die Familie sind jedoch abhängig von der *Phase* des Alkoholismus und von der Grundpersönlichkeit des/der AlkoholikerIn.

Die einzelnen Phasen habe ich zwar schon zuvor erwähnt, möchte aber hinsichtlich der sozialen Folgen hier die häufigsten Auswirkungen aufzeigen:

Phase:	Auswirkungen:
Prodromalphase:	Das Verhalten der Angehörigen ist ambivalent, Sympathie und Antipathie wechseln rasch, sind auch gleichzeitig vorhanden.
Kritische Phase:	Der/die Betroffene verliert an Autorität, in der Primärgruppe beginnt ein Rollenwechsel und Rollenwandel.
	Seine/ihre Funktionen gehen auf andere Familienmitglieder über.
Chronische Phase:	Die Familie wendet sich emotional von dem/der Betroffenen ab; der Rollenwechsel und Rollenwandel ist vollzogen. Die Desintegration nimmt zu.

Unter diesen Umständen erscheint es wenig verwunderlich, daß die Scheidungsrate bei Ehen mit AlkoholikerInnen, wesentlich höher liegt als bei NichtalkoholikerInnen.

Die Scheidungsraten sind soziokulturell abhängig, ein internationaler Vergleich erscheint wenig sinnvoll.

Dabei ist zu bedenken, daß die Ehescheidung in der Regel nur einen Schlußstrich unter eine mitunter jahrelang bestehende, eheliche Desintegration zieht.

Entsprechend dürftig sind die familiären *Freizeitkontakte,* wobei nicht selten *berufliche Belastung* als Vorwand für das **Vermeidungsverhalten** dient.

> Die Ehescheidung ist übrigens in vielen Fällen
> nicht nur **Folge**,
> sondern auch **Ursache** des Fortschreitens
> des Alkoholismus!

Hier entsteht ein Teufelskreis, der schließlich zur völligen **Vereinsamung** und zum endgültigen Verfall an den Alkoholismus führen kann. Bei den Auswirkungen auf die Kinder von Betroffenen, wurden als Ergebnisse einer Reihe von Untersuchungen festgestellt:

- Im Vergleich zu Kontrollgruppen ungünstige Verhältnisse.
- Als Kleinkinder mehr Erziehungsprobleme, mehr Erbrechen und andauerndes Weinen, später häufiger körperliche Beschwerden:

  Kopfschmerzen, Bauchschmerzen, Schlafstörungen, Asthma, Migräne, Enuresis (Bettnässen).
- Schlechtere Leistungen im kognitiven Bereich, bei motorischer Koordination, bei Wahrnehmungstests.

Wichtig bei diesen Erhebungen: nicht nur der Alkoholismus in den Familien führt zu den o.a. Störungen, sondern vielmehr die psychosozialen Störungen in der Familie überhaupt, dazu gehören auch *Spielsucht* und *Gewalttätigkeit*.

Berufliche und wirtschaftliche Situation

Wie ich schon an anderer Stelle erwähnte, ist jede *sechste* Kündigung in der Bundesrepublik Deutschland alkoholbedingt. Der Arbeitsplatz ist der Ort, an dem der Mensch einen großen Teil seiner **aktiven Lebenszeit** verbringt. Dazu gehört:

> eine zeitliche **Struktur**,
> **Leistung**, die entsprechend entlohnt wird,
> **Selbstverwirklichung**,
> beruflicher **Aufstieg, Erfolg,** soziale **Anerkennung**,
> **Kommunikation**,
> Aufbau von **Freundschaften** und **Beziehungen**.

Gerade im betrieblichen Alltag nimmt das „gesellschaftlich hochgeschätzte" Genußmittel Alkohol einen hohen Stellenwert ein. Es *finden* sich genügend „Anlässe", um Alkohol zu konsumieren. Manchmal

„hilft" der Alkohol, bestimmte Unterschiede zwischen Vorgesetzten, Angestellten und Arbeitern zu verwischen (z.B. der „berühmt, berüchtigte Betriebsausflug"). Bestimmte Verkaufsargumente, Verträge etc. werden durch Alkohol erst *richtig* „unterstützt".

Ein gelegentliches Überschreiten des verträglichen Maßes wird oft verniedlicht oder als sog. Kavaliersdelikt abgetan.

Nach einer Untersuchung der Bundeszentrale für gesundheitliche Aufklärung, stellt sich der Alkoholkonsum am Arbeitsplatz folgendermaßen dar:

Alkoholkonsum am Arbeitsplatz	
täglich, fast täglich:	11 %
mehrmals in der Woche:	4 %
etwa 1 x pro Woche, oder alle 14 Tage:	10 %
seltener, bei bestimmten Gelegenheiten:	27 %

Quelle: Alkohol und Arbeitswelt, Expertentagung 1983, S. 12

Die aufgeführten 11 % mit praktisch täglichem Alkoholkonsum, bilden die Spitze des Eisberges. Die Deutsche Hauptstelle gegen die Suchtgefahren (DHS) geht davon aus, daß 5 % **aller** ArbeitnehmerInnen *alkoholabhängig* sind, 10 – 15 % *gefährdet*.

Berücksichtigt man hier noch, daß neben der Alkoholabhängigkeit zunehmend auch *Medikamentenabhängigkeit* oder *Polytoxikomanien* (Mischabhängigkeiten oder auch Mehrfachabhängigkeiten) und neue Süchte eine Rolle spielen, so wird das Gewicht dieser Gesamtproblematik im gesellschaftspolitischen Bereich und damit auch im Bereich des Arbeitsplatzes noch deutlicher.

Die berufliche Leistung wird durch den Alkoholmißbrauch in vielfältiger Weise *ungünstig* beeinflußt. Es kommt zu einer Minderung der Leistung, insbesondere bei Berufen, die ein hohes Konzentrationsvermögen, rasche Reaktionsfähigkeit, genaue Sehleistung, feinmotorische Geschicklichkeit, große Sorgfalt und Geschicklichkeit verlangen.

Chronische AlkoholikerInnen mit hoher Alkoholtoleranz haben mitunter bessere Leistungen **unter** mäßiger Alkoholwirkung, als **ohne** Alkohol. Hier wird die Arbeitsleistung aber auch durch andere Faktoren gemindert.

Durch Hirnschädigung und Wesensänderung kommt es zu:

> Verlangsamung der Psychomotorik,
> Verlangsamung des Denkvermögens,
> Mangel an Konzentrationsvermögen,
> Nachlassen der motorischen und sensorischen Funktionen,
> Minderung der Initiative und der Aktivität,
> Veränderung des Charakters,
> Unzuverlässigkeit,
> Mangel an der Sorgfalt,
> Gleichgültigkeit,
> Verstimmung depressiver Art.

Die daraus resultierenden Folgen, die in unmittelbarem Zusammenhang mit einer Einengung des Interessenhorizontes auf den Alkohol Bezug findet, sind: *Ablenkung von der beruflichen Tätigkeit, verbunden mit dem Identifikationsverlust des Berufes.*

Die Verlangsamung des Betriebtempos, der Produktion, unsachgemäßer Gebrauch von Werkzeugen und Materialien (damit verbunden, ein hoher Verschleiß) sind als weitere Folgen anzusehen.

Wichtig erscheint hier genannt zu werden:

Leitende Angestellte an Alkoholismus leidend, können oftmals ihre Sucht länger verbergen, haben andere *Rückzugsmöglichkeiten*, eine andere soziale Absicherung. Wird ihre Situation transparent, trifft sie die Konsequenz in einer anderen Form als MitarbeiterInnen in weniger differenzierten Positionen. Der Autoritäts- und Vertrauensverlust wiegt bei den Betroffenen recht schwer.

Daß der Alkoholismus zu einer vermehrten Unfallhäufigkeit am Arbeitsplatz führt, hatte ich bereits erwähnt. Zu bedenken wären noch die zwischenmenschlichen Beziehungen im Betrieb.

AlkoholikerInnen können sich sowohl unberechenbar, gereizt, aggressiv als auch nett, überkompensierend und überangepaßt verhalten. Die Wirkung auf MitarbeiterInnen ist oft verunsichernd, kann sogar in Angst und Ablehnung enden.

Daß oft der soziale Abstieg folgt, zeigen u.a. Ergebnisse einer Untersuchung (DIETRICH u. HERLE 1963, FEUERLEIN 1969):

> **von 163 Alkoholikern sind: 7 % *im Leben aufgestiegen,***
> *51 % stagnierten oder wechselten stark,*
> *42 % sind abgestiegen oder scheiterten völlig.*

Arbeitslosigkeit ist bei AlkoholikerInnen besonders häufig, Alleinlebende sind besonders betroffen (ca. 50%).

Eine günstige Prognose haben AlkoholikerInnen, die primär behandelt, eine stationäre Therapie absolviert haben und entsprechend abstinent leben, selbst unter ungünstigen Arbeitsmarktbedingungen gegenüber AlkoholikerInnen, die entweder den Weg vom Alkohol loszukommen noch nicht geschafft haben oder rückfällig werden.

Hier besteht eine Wechselwirkung:

> **Arbeitslosigkeit vermehrt die Rückfallhäufigkeit,**
> **Rückfall führt in die Arbeitslosigkeit.**

Volkswirtschaftliche Kosten

Der volkswirtschaftliche Gesamtschaden pro Jahr kann nur *geschätzt* werden und wird derzeit mit ca. **30 Milliarden DM** (DHS, Hamm), angegeben.

In den letzten Jahren war ein eindeutiger Trend zu verzeichnen, die Therapiezeiten zu verkürzen, unter anderem um die Kosten niedrig zu halten. Bei einem geschätzten Tagessatz von 300,– DM (dies dürfte etwa dem Durchschnitt der Einrichtungen in der BRD entsprechen), kostet eine sechs Monate dauernde stationäre Therapie ca. **54.000,– DM** .

Hinzu kommen noch die Kosten für die Bezüge im Krankenstand (Krankengeld, Übergangsgeld, Sozialhilfe, etc.).

Die Kosten in einer ambulanten Beratungsstelle liegen deutlich niedriger.

Aus einem Bericht über die Lage der Psychiatrie in der BRD, sehen die wirtschaftlichen Folgen so aus:

> Ein mit 45 Jahren invalidisierter Alkoholiker
> kostet die Gesellschaft ca.:
> 350.000,– bis 400.000,– DM.
>
> Dies bei Annahme einer kleinen Rente von monatlich 600,– DM
> und zehnjährigem Bezug der Rente sowie der Annahme, daß nur 1
> Prozent der Suchtkranken von der Invalidität betroffen ist.

Medikamentenabhängigkeit

Habe ich bisher die Facheinrichtungen zur Behandlung von Alkoholabhängigen erwähnt, ist diese Information nicht ganz vollständig. Die zuvor erwähnten Facheinrichtungen haben sich größtenteils auf die Behandlung von **Alkohol- und Medikamentenabhängigen** spezialisiert.
Der Vollständigkeit halber möchte ich deshalb noch einige Aspekte zur Medikamentenabhängigkeit darstellen.

Entstehungsbedingungen

Das Bedingungsgefüge ist sehr komplex und umfaßt im wesentlichen drei sich überschneidende Bereiche: die *psychosozialen* und *individuellen* Faktoren, sowie die *pharmako-dynamischen* Besonderheiten der einzelnen Stoffgruppen.

Psychosoziale und individuelle Faktoren:

Disposition:
- familiäre Belastungen und Konflikte, Nachahmung von Leitbildern, Umgang mit Konflikten u.a.m.
- Persönlichkeitsvariablen wie Selbstunsicherheit, geringe Belastbarkeit und emotionale Labilität.

Entwicklung:
- lebensgeschichtliche Faktoren,
- Einstellungen, z.B. „ein Anrecht auf *Wohlbefinden*".

Milieubedingungen:
- relative Über- bzw. Unterforderung,
- Einsamkeit, soziale Isolation,
- Einstellung der Umgebung zum Medikamentengebrauch,
- Werbewirkung auf Arzt und Patient.

Beeinträchtigung des Wohlbefindens:
- neurovegetative und psychosomatische Beschwerden,
- Schmerzzustände aller Art,
- Angstzustände,

- Schlafstörungen,
- depressive Verstimmungen und Stimmungsschwankungen,
- Antrieb und Konzentrationsvermögen.

Erlernte Mechanismen:
- Angst und Spannungsreduktion durch Medikamente,
- Zustandabhängiges Lernen (die Erfahrung, ein unter Mittelwirkung erworbenes Verhalten nur unter denselben Bedingungen reproduzieren zu können = Gewöhnung),
- Vorbeugung (erwartete und/oder befürchtete Beschwerden und Probleme „vorbeugend" durch Medikamente zu bekämpfen).

Aktuelle Streßfaktoren:
- kritische Lebenssituationen (z.b. Scheidung, Kündigung, Verlust der Partnerschaft),
- Konfliktsituationen.

Iatrogene Ursachen:
- mangelhafte Berücksichtigung von Persönlichkeit und Lebensgeschichte des/der PatientIn,
- ungenügende Beachtung psychotroper Stoffe in Mischpräparaten,
- unreflektierte Übernahme der Pharma-Werbung,
- Nichterkennen der Disposition zum Mißbrauch,
- wunschadäquates Verschreiben (z.B. „mir hilft nur..."),
- Verschreibungsformen (zu hohe Dosierungen, Wiederholungen von Rezepten, gleichmäßige Verschreibung mehrerer Präparate mit Mißbrauchspotential).

Verfügbarkeit, äußere Griffnähe:
- fehlende Verschreibungspflicht (z.B. Handverkauf in Apotheken),

	– Bevorratung (Hausapotheke),
	– zu große Packungen (Pharma-Industrie),
	– Weitergabe, Empfehlungen, Selbstmedikation.
Bindekraft:	– Es handelt sich um die Fähigkeit eines Arzneimittels, den/die KonsumentInnen auf sich zu fixieren.

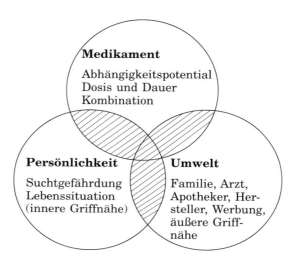

Bedingungsgefüge des Medikamentenmißbrauchs

Die *Bindekraft* ist in erster Linie charakterisiert durch die die Erlebnisseite prägenden psychotropen Wirkungen der Substanz und durch die sozialen Vorteile, die der Konsum wenigstens anfänglich vermittelt.

Mitbeeinflussend sind die öffentlichen Meinung, bzw. die von der Gesellschaft entgegengebrachte Toleranz, die Haltung der Familie – kurz die Akzeptanz der Umgebung.

Auch *gesetzliche* Beschränkungen, bzw. ihr Fehlen können mitbestimmend sein. Je erwünschter der psychische Effekt für den/die Einzelnen, je leichter das Mittel beschaffbar und je risikoärmer im gesundheitlichen, sozialen wie rechtlichen Sinne der Konsum ist, desto stärker ist die Bindekraft und desto *schlechter* ist die Prognose.

Pharmakologische Bedingungen der Abhängigkeitsentwicklung

Verfügbarkeit von Medikamenten (Selbstmedikation oder Verordnung) und individuell-dispositionelle Faktoren sind Voraussetzungen für die Entstehung der Medikamentenabhängigkeit, erklären jedoch nicht die Inzidenz des Verhaltens.

Die Inzidenz wird durch Pharmakologische Wirkungen auf biologische Vorgänge bestimmt. Dabei sind psychische und soziale Mechanismen gelegentlich nebensächlich. Mit Medikamentenabhängigkeit ist immer dann zu rechnen, wenn aufgrund von *Toleranzentwicklung* und *Entzugssyndromen* die Fortsetzung der Medikamenteneinnahme gebahnt wird; aber auch dann, wenn aufgrund von Gewöhnung beim Absetzen des Medikamentes jene Symptome provoziert werden, gegen die das Arzneimittel ursprünglich eingesetzt wurde.

Auch dieser Mechanismus, der dem/der PatientIn verborgen bleiben kann, konditioniert zum Dauergebrauch – nicht immer mit dem Zwang zur Dosissteigerung.

Erkennung der Medikamentenabhängigkeit

A *Einfacher Medikamentenmißbrauch kann vorliegen*, wenn unter Außerachtlassen kausaler, therapeutischer Möglichkeiten Medikamente *wiederholt* zur symptomatischen Behandlung somatischer und psychischer Beschwerden und Funktionsstörungen (verordnet und) angewendet werden.

B *Einfacher Medikamentenmißbrauch ist anzunehmen*, wenn psychotrope Medikamente „nach Bedarf" zur Optimierung gestörten Allgemeinbefindens (verordnet und) eingenommen werden.

C *Medikamentenabhängigkeit kann gegeben sein*, wenn ohne fortgesetzte Medikamenteneinnahme ausreichende Symptom-Suppression und Stabilisierung des Befindens nicht mehr gewährleistet sind.

D *Medikamentenabhängigkeit liegt vor*, wenn zur genügenden Symptom-Suppression und zur Kontrolle des Befindens eine kontinuierliche Medikation, oder sogar steigende Medikamenten-Dosen erforderlich werden und/oder eine „Medikamenten-Pause" zum verstärkten Auftreten der ursprünglichen und weiterer Beschwerden führt. Zeichen chronischer Intoxikation machen sich bemerkbar.

E Besonders *schwere Medikamentenabhängigkeit* ist eingetreten, wenn durch chronische Intoxikation somatische, psychische und/oder soziale Folgen auftreten und Medikamente illegal beschafft werden.

Das Geschehen tendiert von
A in Richtung **E**,
kann auf jeder Stufe verharren,
bleibt aber häufig bei
C (oder **D**)
über längere Zeit stehen.

Folgen der Medikamentenabhängigkeit

Ein körperliches Entzugssyndrom weisen solche Medikamente auf, die den WHO-Gruppen „Abhängigkeit vom Morphin-Typ" und vom „Barbiturat-Typ" zuzuordnen sind.

Ein modifiziertes Absetzsyndrom mit Rebound-Phänomenen zeigen die Benzodiazepin-Derivate. Absetzphänomene treten aber auch bei anderen Mißbrauchsstoffen, insbesondere Psychostimulantien auf (z.B. Kopfschmerz nach Coffein-Entzug, u.s.w.).

In der Regel tragen gerade diese Phänomene zur Erhaltung des Mißbrauchs bei.

Vergiftungen

Bei Mißbrauch und Abhängigkeit überlagern akut auftretende Vergiftungsymptome die chronischen Vergiftungszeichen. Dies wird oft verkannt. Man muß dabei an folgende Umstände der Entstehung denken:

– Unbeabsichtigte Überdosierung beim Wechsel zu einem neuen Präparat, für das keine Kreuztoleranz besteht.

– Additive oder potenzierende Wirkung bei Kombinationen des bisher mißbrauchten Medikamentes mit einem weiteren Arzneimittel (auch bei Narkosemitteln) und Alkohol.

– Wiederbeginn der Suchtstoffaufnahme mit gleicher Dosis nach einer „Pause", in der die Toleranz verlorengegangen war (Toleranzverlust). Das kann auch nach einer abgebrochenen Therapie der Fall sein.

40

- Die Bekämpfung von Entzugssymptomen mit einem anderen Arzneimittel, ohne Kreuztoleranz gegenüber der Ausgangssubstanz (Barbiturate bei Opiat-Entzugserscheinungen).
- Antagonisierende Maßnahmen durch Selbstbehandlung, z.B. Dämpfung von Erregungszuständen nach Stimulantienmißbrauch.

Psychiatrisch-neurologische und psychosoziale Folgen

Allen Suchtformen gemeinsam und auch der Medikamentenabhängigkeit zu eigen, sind: Unfähigkeit zu längerer Abstinenz, Kontrollverlust, unterschiedlich fortschreitende psychische Veränderungen mit Verhaltensauffälligkeiten, sowie wahlweise neurologische Störungen.

Anders als bei Alkoholkranken können körperliche Schädigungsfolgen von *nachgeordneter* Bedeutung sein oder fehlen. Im Krankheitsbild findet eine Interesseneinschränkung statt; der/die Kranke wird zunehmend inaktiv, isoliert sich. Es kommt zu Verheimlichungstendenzen unter Beschaffungszwang, das Selbstwertgefühl schwindet. Der/die Abhängige ist einerseits stimmungslabil, mürrisch und wehleidig – andererseits gleichgültig, ambivalent und urteilslos, sediert oder überaktiv. Bei Nachschubschwierigkeiten wirkt er/sie hektisch, ängstlich gestimmt oder hilflos unterwürfig, schwankt zwischen Selbstmitleid und erpresserischer Verleugnung.

Die Diagnose psychiatrischer Symptome bei bestehender Medikamentenabhängigkeit sollte zwischen **primären psychischen Störungen** und solchen **psychiatrischen Störungen** unterscheiden, die Folgen des komplexen Abhängigkeitsgeschehens und/oder der Abhängigkeitssubstanz selbst sind.

Primäre Störungen wie *konstitutionelle neurovegetative Labilität, erhöhte Angstbereitschaft, depressive Verstimmbarkeit* und *Impulskontrollstörung* können den Mißbrauch gebahnt, bzw. maßgeblich mitverursacht haben, da sie unabhängig davon vorbestanden haben und oft Ausgangspunkt eines medikamentösen „Selbstheilungsversuches" sind.

Aber auch sekundäre Abhängigkeiten, infolge manifester psychiatrischer Erkrankungen (u.a. Panik- und Angststörungen, >larvierte< Depressionen) können zu phänomenologisch identischen Überschneidungen und abhängigkeitsinduzierten, sekundären psychiatrischen Symptomen führen.

Erst nach genügend langer Entgiftung vom Suchtmittel ermöglicht eine differentielle Diagnostik die weitere therapeutische Vorgehensweise. Sie richtet sich i.d.R. gegen die fortbestehende (ggf.) primäre psychische Grundstörung.

Depressionen sind bei Medikamentenabhängigen häufig. **Schlafstörungen** sind in der Entgiftung von Sedativa/Hypnotika, sowie von Morphin-Derivaten die Regel.

Psychosen. Bei Abhängigkeit vom Barbiturat-Typ können sowohl toxische Psychosen paranoid-halluzinatorischer Prägung, mit Verwirrtheit und chronische schizophrenieähnliche Psychosen, als auch akute delirium-tremens-artige Entzugspsychosen unter Aussparung des Vegetativums („trockenes Delir") vorkommen.

Bei Benzodiazepinen sind nur im abrupten Entzug fließende Übergänge von Rebound-Schlaflosigkeit und -Angst über subpsychotische sensorische Wahrnehmungsstörungen, einschließlich Derealisations- und Depersonalisationsphänomenen, bis zu besonnenen Delirien und differentialdiagnostisch davon schwer abzugrenzenden paranoid-halluzinatorischen Psychosen bekannt.

Diese Entzugspsychosen treten, anders als beim Alkohol-Entzugssyndrom, i.d.R. erst in der zweiten Abstinenzwoche auf.

Psychostimulantien wie Amphetamin-Derivate, Ephedrin und praktisch alle *Appetitzügler* führen gar nicht selten zu toxischen **Weckaminpsychosen**. Überreizte Wachheit mit erhaltener Orientierung, paranoid-halluzinatorische Symptome, zwanghaft stereotype Handlungsweisen, psychomotorische Unruhe mit Neigung zu erheblichen Erregungsausbrüchen und eine sexuelle Tönung, sind typisch.

Bei Abhängigkeit von Morphin-Derivaten sieht man, abgesehen von den Symptomen wie Dysphorie, Depressivität, Erregung und Schlafstörungen im akuten Entzug, bemerkenswert *selten* psychiatrische Störungen und keine psychotischen Auslenkungen.

Chronische Intoxikation. Insbesondere bei Barbituratabhängigkeit finden sich frühzeitig Interesselosigkeit, Gleichgültigkeit, Antriebsmangel, reizbare Nörgelei – später Konzentrationsschwäche und Merkfähigkeitsmängel, Kritikschwäche und allgemeine Nivellierung im Sinne einer organischen Wesensänderung.

Auch Sedativa/Hypnotika können ähnliche, wenn auch schwächere Bilder erzeugen. Benzodiazepine können diesbezüglich relativ unauffällig bleiben. Bei chronischer Barbiturat-Intoxikation können neben den psychopathologischen Auffälligkeiten folgende neurologische Symptome beobachtet werden: Koordinationsstörungen (z.B. Gangataxie, Intensionstremor), Dysarthrie, Doppelbilder, Tremor, Nystagmus, fehlende Bauchhautreflexe, Reflexabschwächung, vegetative Störsymptome (Differentialdiagnose „MS") und Bewußtseinseinschränkungen mit gelegentlichen, hirnorganischen Anfällen.

Depravation. Sie ist neben dem toxisch deformierten Persönlichkeitsquerschnitt charakterisiert durch qualitative Veränderungen der Persönlichkeitsstruktur mit Bindungsverlust, Einengung des Erlebnisfeldes und Egozentrik, Leugnung von Suchtproblematik und andere, mit dem Grundcharakter unvereinbare Wesenszüge. Im Gefolge dieser *„Deformation der Persönlichkeit"* kann es zu zahlreichen Sekundärveränderungen im zwischenmenschlichen Bereich, mit sozialem Abstieg und Lügenhaftigkeit sowie krimineller Neigung kommen. Depravation ist bei *allen* Abhängigkeitsformen bekannt, findet sich aber besonders bei Abhängigkeit vom Morphin-Typ und vom Barbiturat-Typ.

Demenz, wie sie bei neurotoxischer Schädigung durch Alkohol und Schnüffelstoffe beobachtet wird, ist in abgeschwächter Form als reversibles, dementielles Syndrom bei chronischer Barbiturat-Intoxikation und beim Bromismus bekannt, ansonsten bei keinem anderen Suchtstoff gesichert.

Zerebrale Krampfanfälle finden sich überwiegend im Entzug bei allen Hypnosesedativa; ausschließlich als reboundbedingte Entzugsanfälle bei Abhängigkeit von Clomethiazol (Distraneurin) und Benzodiazepinen, welche ansonsten antikonvulsive Wirkungen besitzen. Unter chronischen Intoxikationsbedingungen können Anfälle gelegentlich auch bei Barbituraten auftreten.

Die **psychosozialen Folgen** der Medikamentenabhängigkeit unterscheiden sich prinzipiell nicht wesentlich von denen anderer Suchtformen, verlaufen aber mehrheitlich in abgeschwächter und/oder kaschierter Form.

Je nach Intensität der toxischen Persönlichkeitsdeformation und Depravation finden sich: Störung und schließlich Auseinanderbrechen der Familienbindung, Unzuverlässigkeit und Abwesenheit am Arbeitsplatz, Verlust der Arbeitsstelle, dann Aushilfestellen unter dem ursprünglichen Niveau, zunehmende Isolierung und Einschränkung auch des sozialen Interessenkreises, Entwurzelung und Absinken des kulturellen Niveaus, Abnahme sexueller Bedürfnisse, schließlich Verlust tragfähiger Partnerbindungen. Anders als bei Drogenabhängigen tritt Beschaffungskriminalität in Form von Unterschlagungen, Betrügereien und Rezeptfälschungen nur ausnahmsweise auf.

Hingegen können andere Delikte (u.a. Verkehrsunfälle) Anlaß zu Konflikten mit dem Gesetz sein.

Therapie

Je nach Art und Schwere der Erkrankung wird die Behandlung ambulant und/oder stationär durchgeführt.

• Differenzierung der Abhängigkeitsformen:

– „reine" Medikamentenabhängigkeit,
– Abhängigkeit von Alkohol *und* Medikamenten (*Hauptdroge* ist Alkohol),
– Abhängigkeit (bzw. Mißbrauch) von illegalen Drogen, Alkohol und Medikamenten in unterschiedlicher Gewichtung.

• Mehrfachmißbrauch und Abhängigkeit (Definition):

– **Polyvalenter Mißbrauch** von Medikamenten liegt dann vor, wenn mehr als ein Mittel nicht bestimmungsgemäß verwendet wird.

– Eine **Polytoxikomanie** liegt vor, wenn mindestens zwei suchterzeugende Mittel in abhängiger Weise mißbraucht werden.

Die Übergänge vom Gebrauch zum Mißbrauch sind fließend; schon die an sich dosisgerechte Benutzung eines Schmerzmittels ausschließlich zur Stimmungsaufhellung, also wegen seiner psychotropen Wirkung, ist ein Mißbrauch. Die Kombinationsmöglichkeiten sind vielfältig. Medikamente werden mit anderen Medikamenten, mit Alkohol oder mit illegalen Drogen kombiniert.

Kombinationen

Alkoholkranke mißbrauchen Medikamente entweder zur Steigerung des Alkoholeffektes oder zu seiner Verlängerung, zur Vermeidung von Entzugssymptomen (z.B. Distraneurin) oder als Ersatzstoff für Alkohol bei bestehender Kreuztoleranz (insbesondere Barbiturate und Tranquillantien).

Die Behandlung von Mehrfachmißbrauch und Mehrfachabhängigkeit ist stets schwieriger, als die einer Monotoxikomanie. Die PatientInnen zeigen eine Tendenz zur Suchtverlagerung, auch in Richtung nichtstoffgebundener Süchte.

Es folgen nun zwei Berichte, ein Arztbericht und ein Sozialbericht. Beide gehören in der Regel zum Modus der Aufnahme in einer Facheinrichtung zur Behandlung von Alkohol- und Medikamentenabhängigen. Etliche der zuvor genannten medizinischen, psychischen und psychosozialen Beschwerden, resp. Erkrankungen kommen darin vor. Sämtliche persönlichen Daten nenne ich aus Gründen des Datenschutzes selbstverständlich nicht; zur Orientierung habe ich ein vergleichbares Geburtsdatum angegeben.

Je mehr Hintergrundwissen über PatientInnen vorhanden ist, desto gezielter kann u.a. auch die ergotherapeutische Behandlung verlaufen.

Ein Arztbericht

Aufnahmeersuchen des Patienten,
Herrn xxx, geb. 20.03.1954

Sehr geehrte Damen, sehr geehrte Herren,

Herr xxx befindet sich seit dem 10.10.91 zum ersten Mal in unserer stationär psychiatrischen Behandlung.

Diagnostisch liegt bei ihm ein chronischer Alkoholismus vor.

Aufnahmeanlaß:

Der Patient kommt aufgrund einer Einweisung seines Hausarztes in alkoholisiertem Zustand zur Aufnahme. Er persönlich gibt an, daß ihn der Alkohol kaputtmache und er eine Langzeittherapie machen wolle.

Alkoholanamnese:

Er trinke ca. seit dem 15. Lebensjahr, und zwar ca. 15 Flaschen Bier und mehrere Schnaps täglich. Er beginne morgens nach dem Aufstehen mit dem Trinken, da er sonst unruhig und zitterig sei. Sein Alkoholbedarf sei in den letzten Jahren kontinuierlich gestiegen.

Exakte Angaben über delirante Zustände kann er nicht geben, räumt jedoch ein, im Alkoholentzug mehrere Krampfanfälle mitgemacht zu haben.

Soziale Anamnese:

Seine Kindheit habe er mit Angst und Schrecken verbracht, da der Vater häufig betrunken gewesen sei und er dann, ohne Angaben von Gründen, Schläge bezogen habe. Er sei regulär mit sechs Jahren eingeschult worden und habe die Hauptschule mit der 9. Klasse absolviert. Wiederholen habe er nicht müssen. Die daran anschließende Lehre als Mechaniker habe er mit Erfolg abgeschlossen, habe die Abschlußprüfung jedoch zweimal machen müssen.

Bis zur Einziehung zur Bundeswehr habe er in der gleichen Firma gearbeitet und sei dann ca. 10 Monate bei der Bundeswehr gewesen. Er sei vorzeitig entlassen worden, wegen eines angeblichen Suizidversuches. Er sei verschiedenen, kurzfristigen Tätigkeiten bei verschiedenen Firmen nachgegangen, habe diese jedoch immer wegen seiner Alkoholproblematik vorzeitig beenden müssen. Die letzten Jahre sei er dann arbeitslos gewesen. Einen Führerschein habe er nie besessen, er sei jedoch mehrfach schwarz mit dem Auto gefahren und dabei erwischt worden.

Körperlicher Untersuchungsbefund:

Patient in ausreichendem AZ (*Allgemeinzustand*) und EZ (*Ernährungs-zustand*); über der Lunge beiderseits trockene Rgs (*Rasselgeräusche*) mit Giemen und Brummen, rechts stärker als links, Leber deutlich vergrößert ca. 3 QF (*Querfinger*) unter dem rechten Rippenbogen tast-bar.

Ansonsten keine pathologischen Auffälligkeiten.

Neurologischer Untersuchungsbefund:

Hinsichtlich Hirnnerven und Koordination unauffälliger Untersu-chungsbefund. Grobe Kraft an beiden Unterschenkeln abgeschwächt, jedoch keine Paresen, keine Atrophie.

Tiefensensibilität an beiden Beinen eingeschränkt (Polyneuropathie).

Psychischer Untersuchungsbefund:

Der bewußtseinsklare, zu Ort und Person orientierte, zur Zeit teil-weise desorientierte Patient gibt sich im interpersonalen Kontakt freundlich, zugewandt, wobei die Stimmung zum depressiven Pol hin verschoben ist. Im Affekt wirkt er deutlich verflacht. Die Psychomoto-rik ist verlangsamt und der Antrieb reduziert. Formale oder inhaltli-che Denkstörungen sind nicht zu eruieren. Der Patient zeigt deutli-che Reduktionen im mnestischen und kognitiven Bereich. Die Kritik- und Urteilsfähigkeit ist vermindert.

Laborbefunde:

Die Laborparameter lagen im Normbereich, außer einer erhöhten Gam-ma-GT von 207 U/L (Norm bis 28).

Röntgenthorax:

Geringe Linksskoliose der oberen Brustwirbel, rechtes Zwerchfell ab-geflacht, seitlich gering adhärent, ansonsten beiderseits unauffällig.

E E G:

Frequenzlabiles EEG. Soweit beurteilbar, jedoch ohne Herd, keine krampfspezifischen Potentiale.

C C T:

Der Befund zeigt eine weit überaltersgemäße Rindenatrophie über Kleinhirn und Großhirn; zudem findet man eine kalkdichte Struktur rechts, direkt neben dem Vorderhorn. Kontrolle in einem halben Jahr empfehlenswert.

E K G:

Intermeditärtyp, Sinusrhythmus von 100/Min., insgesamt unauffälliges Ruhe-EKG.

Therapie und Verlauf:

Der Patient kommt in deutlich alkoholisiertem Zustand (1,8 Promille) zur stationären Aufnahme. Er zeigt eine nur gering ausgeprägte vegetative Entzugssymptomatik in Form von Tremor beider Hände sowie Diarrhöe.

Unter abnehmender Dosierung von Distraneurin war dies innerhalb von drei Tagen problemlos zu beherrschen. Für das Kribbeln und Schwächegefühl in den beiden Unterschenkeln gaben wir vorübergehend Fenint-Infusionen (Alphalipon-Säure), was wir nach ca. zwei Wochen auf Tabletten umstellten. Für seine Merkfähigkeitsstörungen erhielt er eine Tablette Nootrop 1200. Unter dieser Medikation besserte sich sein Gedächtnis.

Im stationären Geschehen zeigte er sich sehr antriebslos und zog sich immer wieder in sein Bett zurück. In der Stimmung gab er sich gedrückt. Er äußerte jedoch den Wunsch, da er durch den Alkohol körperlich langsam zugrunde gehe, eine Therapie mitmachen zu wollen.

Da der Patient sehr tief in den Kreislauf seiner Sucht, mit dem Verlust vieler persönlicher und sozialer Fähigkeiten, geraten ist, empfehlen wir ihm eine Langzeittherapie.

Er könnte lernen, seine Freizeit sinnvoll zu planen sowie die Eingliederung in den Arbeitsprozeß, um somit langfristig vom Alkoholproblem wegzukommen.

Mit freundlichen Grüßen

xxxxxxxxxxxxx

Arzt für Neurologie und Psychiatrie

Die Person in dem folgenden Sozialbericht ist nicht identisch mit der des Arztberichtes.

Ein Sozialbericht

Sozialbericht zum Antrag auf Aufnahme bzw. Kostenübernahme in Ihrer Einrichtung...,

über Herrn xxx geb. 14.01.1954.

Herr xxx ist chronisch alkoholabhängig. Er befindet sich seit dem 18.05.93 bei uns zur stationären Entgiftung.

In den letzten Jahren seit 1987 war Herr xxx ca. **30 mal** in verschiedenen Krankenhäusern zur Entgiftung, bzw. wegen der Folgeerkrankungen.

Herr xxx ist 1954 in xxx geboren und dort aufgewachsen. Er hat noch zwei Brüder und drei Schwestern. Er hat von 1962 – 1970 die Volksschule besucht, dann von 1970 – 1973 eine Schreinerlehre, mit Gesellenbrief gemacht. Von 1974 – 1975 war er bei der Bundeswehr, anschließend arbeitete er in seinem Beruf in xxx. Dies war seine letzte Arbeitsstelle (1978 – 1980), er ist seither arbeitslos. Seine Arbeitsstelle hat er bereits wegen des Trinkens verloren. Herr xxx trinkt seit seiner Lehrzeit regelmäßig. Damals fing er mit zwei bis drei Flaschen Bier täglich an. Er wurde von der eigenen Familie animiert, Alkohol zu trinken (Bier ist gesund und gibt Kraft). Bei ihm wurde die Gewohnheit, im Gegensatz zu seinen Geschwistern, zur Sucht bzw. Abhängigkeit. Seit 1975 etwa erinnert er sich an die ersten Entzugserscheinungen, in den folgenden Jahren erlitt er zwei Krampfanfälle, 1980 das erste Delir. Im Anschluß daran befand er sich sechs Wochen im Psychiatrischen Krankenhaus in xxx.

Er blieb ein paar Wochen *trocken*. Ca. 1981 machte er eine Gelbsucht durch. Bis 1987 lebte er von Arbeitslosengeld bzw. Arbeitslosenhilfe, war nur mit Trinken beschäftigt, d.h. es gelang ihm nicht mehr, zu einer Arbeitsstelle zu kommen.

Ab 1987 erlitt er mehrere Krampfanfälle und seither war er **ständig** in irgendwelchen Krankenhäusern. 1988 machte er eine 6-monatige Langzeittherapie in der Fachklinik xxx, Dauer: Aug. 88 – Feb. 89. Nach 14 Tagen wurde er wieder rückfällig, nachdem seine Versuche wieder Arbeit zu finden, gescheitert waren.

Danach folgte ein einjähriger Aufenthalt im Psychiatrischen Krankenhaus xxx in xxx. (Apr. 89 – Feb. 90), von Feb. 90 bis Jun. 90 im Wiedereingliederungsheim in xxx.

Wegen eines Rückfalles wurde er dort entlassen. Vom Mai – Okt. 92 befand er sich wieder im Psychiatrischen Krankenhaus xxx und bis zur Aufnahme bei uns in diversen Allgemeinkrankenhäusern.

Herr xxx schaffte es nie, länger als ein bis maximal zwei Wochen trocken zu bleiben *ohne* den Schutz einer Einrichtung. Er hat nie eine eigene Wohnung gehabt, außer den Unterkünften bei seinen Arbeitgebern. Seit 1980 wohnt er wieder bei seinem Vater in xxx. Die Mutter hat sich vor zwei Jahren vom Vater getrennt, nachdem dieser ebenfalls trinkt und sie die Situation mit dem ständig alkoholisierten Ehemann und Sohn nicht mehr ertragen konnte.

Herr xxx hat am 14.05.93 beim Arbeitsamt in xxx einen Wiederbewilligungsantrag auf Arbeitslosenhilfe gestellt. Der Antrag ist noch in Bearbeitung. Es ist nicht klar, ob überhaupt noch ein Anspruch auf Leistungen besteht. Ein Anspruch auf Krankengeld bei der Krankenkasse in xxx besteht nicht mehr, er ist bereits erschöpft. Vorsichtshalber wurde auch der Antrag auf freiwillige Weiterversicherung gestellt.

Zusammenfassend ist klar, daß Herr xxx nicht imstande ist, ein eigenständiges Leben ohne Alkohol zu führen und auf dem freien Arbeitsmarkt in absehbarer Zeit noch einmal Fuß zu fassen. Die einzige Chance trocken zu bleiben ist, auch nach seiner eigenen Meinung, noch einmal eine Langzeittherapie in Anspruch zu nehmen und in einer alkoholfreien Umgebung mit einer sinnvollen Aufgabe und Tagesstruktur zu leben.

Eine gezielte Entwöhnungsbehandlung würde nach unserer fachlichen Beurteilung und nach seiner eigenen Auffassung ggf. ausreichen, um wieder ein suchtmittelfreies und halbwegs zufriedenes Leben mit Erwerbstätigkeit zu erreichen.

Da Herr xxx keine eigene Wohnung hat und die Rückkehr zum ebenfalls alkoholabhängigen Vater mit Sicherheit zum Rückfall führen würde, bitte ich um baldige Kostenklärung und Zusage.

Mit freundlichen Grüßen

xxxxxxxxxxxxxx

Dipl.-Sozialarbeiter

Psychotherapie

Im Laufe der Jahre sind nahezu alle Psychotherapeutischen Verfahren zur Behandlung von Alkohol- und Medikamentenabhängigen versucht worden. Die wichtigsten Verfahren möchte ich kurz aufzeigen:

* suggestiv-pragmatische Verfahren,
* aufdeckende Verfahren,
* **verhaltenstherapeutische Verfahren,**
* kognitive Verfahren,
* systemische Verfahren.

sonstige Verfahren:

– Ergotherapie,
– Gestaltungstherapie,
– Musiktherapie,
– Sporttherapie,
– Physiotherapie.

Die meisten der genannten Verfahren können als Einzel- wie auch als Gruppentherapie durchgeführt werden.

Die Einzeltherapie wird in der Entwöhnungsbehandlung selten als *einzige* Methode angewandt. Gruppentherapeutische Aktivitäten haben sich in den letzten Jahren in der Behandlung durchgesetzt. Die psychologischen Vorzüge dieser Therapie sind offensichtlich.

Sie werden in zehn Hauptkategorien (YALOM, 1974) zusammengefaßt:

1. Katharsis,
2. Einsicht,
3. Lernen von anderen,
4. Gruppenzusammenhalt,
5. Einflößen von Hoffnung,
6. Existentielle Faktoren,
7. Unentrinnbarkeit von Schmerz, Tod und mitmenschlicher Umgang,
8. Universalität des Leidens,

9. Selbstlosigkeit,
10. Rekapitulation der primären Familiengruppe.

Feeney und *Dranger* (1976) haben die *Yalomschen* Faktoren bei einer mit Gruppentherapie behandelten AlkoholikerInnen-Stichprobe in eine Rangreihe gebracht, die mit der für psychiatrische PatientInnen gefundenen Rangreihe fast identisch ist. *Kanas* (1982) fügt noch als weiteren Vorzug die **„Verminderung der Übertragung"** auf den/die TherapeutIn hinzu.

Eine besondere Form der Gruppentherapie ist die **Therapeutische Gemeinschaft**. Unter diesem Begriff, der auf *Moreno* und *Jones* zurückgeht, wird sehr „Unterschiedliches" verstanden. Im Bereich der Abhängigkeitserkrankungen wurde dieses Prinzip am häufigsten und auch am radikalsten angewandt, vermehrt in Einrichtungen für jugendliche Drogenabhängige (z.B. DAYTOP). Aber auch einige Einrichtungen für Alkoholabhängige innerhalb von DAYTOP und auch außerhalb dieser Organisation, arbeiten fast ausschließlich nach diesen Prinzipien, die eine Umgestaltung des bisher gewohnten, ungleichen TherapeutInnen-PatientInnen-Beziehung und eine Betonung des *„living learning"*-Grundsatzes beinhalten (VORMANN, 1982).

Es ist aber darauf hinzuweisen, daß es nur für einige der genannten Verfahren methodisch annehmbare, empirische Untersuchungen gibt.

Brenk-Schulte (1982) hat aus den Grundprinzipien der meisten genannten Verfahren eine **Integrative Therapie** für AlkoholikerInnen entwickelt. *Gesprächspsychotherapie* (nach Rogers u. Tausch) und *Gestaltungstherapie* (PEARLS) sind deren dominierende Elemente.

Des weiteren werden Anregungen aus der *Gruppendynamik*, der *therapeutischen Gemeinschaft*, der *Themenzentrierten Interaktion* und der *Verhaltenstherapie* einbezogen.

In allen diesen gruppentherapeutischen Aktivitäten spielen gruppendynamische Interaktionen eine mehr oder minder große Rolle; teils bewußt intendiert, teils unreflektiert.

Dies gilt auch für die Selbsthilfegruppen, die hier nicht zur Gruppenpsychotherapie im eigentlichen Sinne gerechnet werden sollen.

Über die Effektivität der gruppentherapeutischen Interventionen im engeren Sinne (unter Ausblendung der Basisprinzipien) gibt es verhältnismäßig wenig methodisch ausreichende Berichte.

In der stationären Behandlung von Alkohol- und Medikamentenabhängigen, spielt seit Jahrzehnten die Ergotherapie eine große Rolle. Die Methode der Beschäftigungs- und Arbeitstherapie wird in der Regel mit anderen Therapieverfahren angewandt.

Bisher wurde über ihre spezifische Wirksamkeit wenig Systematisches berichtet.

Da die Behandlung von Alkohol- und Medikamentenabhängigen sich meist über Jahre erstreckt und in unterschiedlichen Phasen vollzieht, sind in die Behandlung von Alkohol- und Medikamentenabhängigen i.d. R. verschiedene Institutionen einbezogen. *Athen* und *Schuster*, 1978 erstellten den Weg einer mehrstufigen Behandlungskette für Alkoholkranke, deren Tabelle ich hier vorstellen möchte.

Mehrstufige Behandlungskette für Alkoholkranke
(nach Athen und Schuster, 1978)

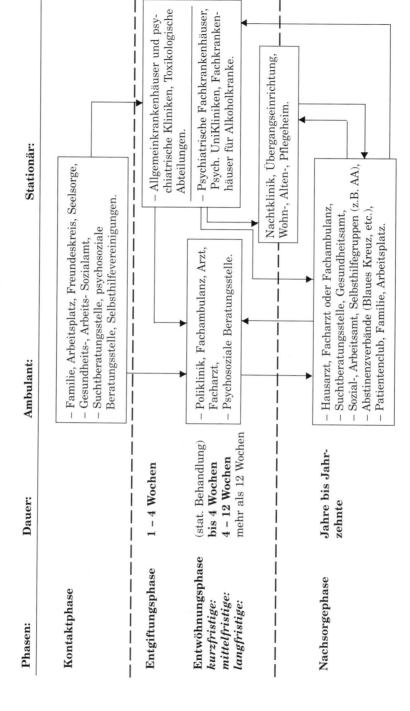

Phasen:	Dauer:	Ambulant:	Stationär:
Kontaktphase	1 – 4 Wochen	– Familie, Arbeitsplatz, Freundeskreis, Seelsorge, – Gesundheits-, Arbeits- Sozialamt, – Suchtberatungsstelle, psychosoziale Beratungsstelle, Selbsthilfevereinigungen.	– Allgemeinkrankenhäuser und psychiatrische Kliniken, Toxikologische Abteilungen.
Entgiftungsphase	(stat. Behandlung)		– Psychiatrische Fachkrankenhäuser, Psych. UniKliniken, Fachkrankenhäuser für Alkoholkranke.
Entwöhnungsphase *kurzfristige:* *mittelfristige:* *langfristige:*	bis 4 Wochen 4 – 12 Wochen mehr als 12 Wochen	– Poliklinik, Fachambulanz, Arzt, Facharzt, – Psychosoziale Beratungsstelle.	Nachtklinik, Übergangseinrichtung, Wohn-, Alten-, Pflegeheim.
Nachsorgephase	Jahre bis Jahrzehnte	– Hausarzt, Facharzt oder Fachambulanz, – Suchtberatungsstelle, Gesundheitsamt, – Sozial-, Arbeitsamt, Selbsthilfegruppen (z.B. AA), – Abstinenzverbände (Blaues Kreuz, etc.), – Patientenclub, Familie, Arbeitsplatz.	

Die Einstellung zur Therapie

Die Einstellungen der TherapeutInnen zur Therapie

Die Einstellungen der TherapeutInnen gegenüber Alkohol- und Medikamentenabhängigen ist meist ebenso ambivalent, wie die von Fachleuten, die nicht mit dieser speziellen Aufgabe befaßt sind.

Nach einer Studie aus Schleswig-Holstein (REIMER und FREISFELD, 1984) würden 55 % der befragten Ärzte (Allgemeinärzte und Internisten) *„diese PatientInnen **weniger gern** behandeln"* als andere PatientInnen. Fast die Hälfte gab Vorurteile bzw. Frustration an, 62 % eigene Aggressionen.

Ihr eigenes Verhalten schätzten die befragten Ärzte gegenüber diesen SuchtpatientInnen im großen und ganzen positiv ein, als: **zugewandt, engagiert, geduldig, ermutigend, offen.**

Aus den Forschungsergebnissen läßt sich ableiten, daß sich die Ärzte oft getäuscht sehen.

Es kommt zum Konflikt zwischen der
*erwarteten **Rolle** des **Sachverständigen** und **Helfers***
auf der einen Seite und der von PatientInnen widergespiegelten
Rolle als **Kontrolleur**, als **Richter**
(oder zumindest **Beichtvater**),
*vielleicht sogar als uninteressanter **Ignorant**.*

Diese und andere Arbeiten zeigen, was Insider auch aus Erfahrung wissen – es besteht ein Konflikt im Rollenverständnis!

Zu fordern ist von TherapeutInnen eine Haltung, die bei PatientInnen zu der Erkenntnis führen muß, daß er/sie es zwar mit einer hilfsbereiten, aber hinsichtlich der therapeutischen Ziele kompromißlosen Instanz zu tun hat.

Dies beinhaltet:
– Bereitschaft Konsequenzen zu ziehen (Echtheit genügt nicht),
– Illusionslose, ja zuweilen mißtrauische Empathie,
– nicht zu entmutigende Bereitschaft zur Fortsetzung der Therapie, zu Geduld, Flexibilität und Zeitaufwand.

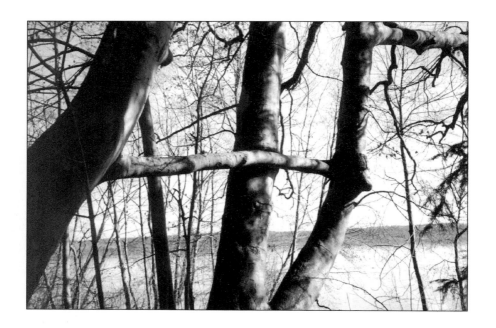

TherapeutInnen

Die Vielfalt der therapeutischen Zugänge zu Alkohol- und Medikamentenabhängigen, läßt erkennen, daß die Behandlung in aller Regel nicht von einer einzigen Person geleistet werden kann.

Vielmehr ist die Zusammenarbeit von *professionellen* TherapeutInnen, verschiedener Fachrichtungen notwendig, vor allem: **Ärztin/Arzt, SozialarbeiterInnen, SozialpädagogInnen, PsychologInnen, Ergo- und GestaltungstherapeutInnen, PhysiotherapeutInnen,** die eine entsprechende Weiterbildung und längere, praktische Erfahrung, auf dem Gebiet der Suchtkrankheiten aufweisen sollten.

Ich nahm Kenntnis von der Arbeitsweise einer Fachklinik (in Österreich), in der ein Gleichheitsgedanke von Anfang an zwischen BehandlerInnen und PatientInnen herrschte. Innerhalb von 8 Jahren wurde deren Konzept 9 mal geändert, immer den jeweiligen Erfahrungen angepaßt. Unter anderem gab es Zeiten, wo die BehandlerInnen das Haus reinigten und die Patientinnen in den Betten blieben. Die Folge, resp. das Ergebnis war zu erwarten: sowohl das vorzeitige Beenden (Abbruch der Therapie) als auch gehäufte Rückfälle gehörten in dieser Zeit dazu.

56

Die TherapeutInnen, die diese Situation „überlebt" (nicht aus Resignation gekündigt) hatten, sahen diesen Verlauf u.a. als langwierigen **Selbsterfahrungsprozeß**. Nachdem sich die BehandlerInnen außerhalb der Einrichtung aufhielten (zuvor *wohnten* sie gemeinsam in dem Haus) konnten sie sich besser **abgrenzen** und vermochten letztlich eine Struktur zu erstellen, die dem Niveau der meisten Einrichtungen entsprach. Diese geschaffene Struktur im Klinikalltag machte es den PatientInnen möglich, persönliche Erfahrungen zu machen, eigenes Wachstum und auch Reibung zu erleben.

Ein besonderes Problem ist die Einbeziehung von *nichtprofessionellen* Personen, meist von *Ex-AlkoholikerInnen,* deren Qualifikation sich in erster Linie (aber nicht ausschließlich) aus dem *„Expertentum des Betroffenseins"* ableitet, aber auch von Familienangehörigen und anderen Bezugspersonen.

Ihre Interaktionen interferieren oft mit denen der professionellen TherapeutInnen, was zum Gegenstand einer speziell darauf gerichteten Reflexion und Intervention gemacht werden muß. Ihr (*unreflektiertes*) Verhalten, damit verbunden – Überidentifikation und/oder Überengagement – ermöglicht ggf. weiteren Alkoholmißbrauch, oder hält ihn zumindest aufrecht (*Enabler-Funktion*).

Schließlich ist die therapeutische Bedeutung der MitpatientInnen zu erwähnen, deren Rolle als *Co-TherapeutInnen* viel zu wenig gewürdigt und auch erforscht ist.

Über die Charakteristika der TherapeutInnen im Behandlungsprozeß gibt es relativ wenig, empirisch gesichertes Wissen. Es ist schwierig, die sog. TherapeutInnenvariable zu objektivieren.

„Harte Daten", d. h. *Alter, Geschlecht, Aus- und Weiterbildung, Berufserfahrung* beschreiben nur den äußeren Rahmen.

Von größerer Bedeutung sind *psychologische Faktoren* wie:

– Erwartungen,

– Einstellungen,

– Empathie.

Gerade für die Empathie zeigen sich Zusammenhänge mit dem **Therapieergebnis**. Die TherapeutInnenvariablen, im weiteren Sinne, lassen sich unter dem Begriff des „therapeutischen Klimas" zusammenfassen, das die Interaktion zwischen *allen* am therapeutischen Prozeß Beteiligten umfaßt.

Eine Tabelle, zur kompakten Übersicht, über die Interaktion während der Therapie folgt.

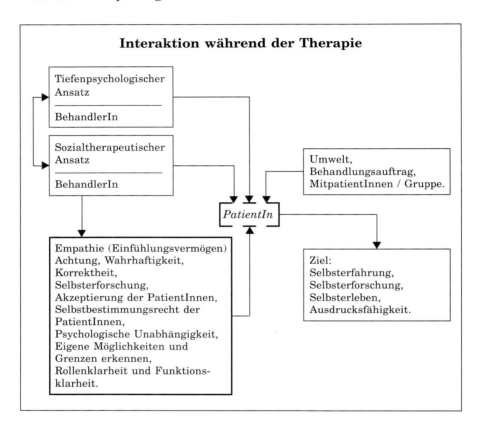

Wer ist für die Ergotherapie zuständig?

Die Frage ist fast einfach zu beantworten: eine entsprechend ausgebildete Fachkraft mit dem nötigen „know how" – ein(e) ErgotherapeutIn.

Die **Ergotherapie** (in etlichen Einrichtungen: Beschäftigungs- und Arbeitstherapie) nimmt in vielen Facheinrichtungen zur Behandlung von Alkohol- und Medikamentenabhängigen einen recht hohen Stellenwert ein. Allein das prozentuale Verhältnis der *Facheinheit* Ergotherapie gegenüber den anderen mitbehandelnden Facheinheiten im Gesamtbehandlungsplan spricht für sich. Benenne ich den Stellenwert anhand meiner jetzigen Tätigkeit *nur* in Zahlen, dann schaut es folgendermaßen aus:

Therapeutische Aktivität:	Gesamtzeit:	in Prozent:
Frühsport:	1 Stunde	2,5 %
Körperarbeit/ Körperwahrnehmung:	1 Stunde	2,5 %
Sport:	2 Stunden	5,5 %
Kunsttherapie:	4 Stunden	10,0 %
Außenaktivitäten:	6 Stunden	2,5 %
Psychogruppentherapie:	8 Stunden	20,0 %
Ergotherapie:	18 Stunden	**45,0 %**

Die o.a. Zahlen der jeweiligen Einheiten beziehen sich auf den Gesamtbehandlungsplan von:

Montag bis Freitag = 40 Stunden. In diesen Daten sind keine Einzelgespräche (individuell) und keine Wochenendaktivitäten enthalten. (Diese Daten sind nicht repräsentativ).

Der hohe *Zeitanteil* sagt zunächst einmal nichts über die *Qualität* der ergotherapeutischen Arbeit aus.

In verschiedenen Facheinrichtungen ist für die ergotherapeutische Behandlung allerdings nicht immer ein(e) ErgotherapeutIn zuständig.

Die Berufsbezeichnung **Beschäftigungs- und ArbeitstherapeutIn** ist im Gesetz über den Beruf der/des Beschäftigungs- und ArbeitstherapeutIn (**BeArbThG**, vom 25.05.1976) geregelt und bedarf zur *Ausübung* eine *Erlaubnis*.

Es erfolgt oftmals auch durch andere Berufsgruppen die ergotherapeutische Behandlung. Ohne die Arbeitsqualität in Frage zu stellen,
möchte ich zum Nachdenken, respektive zur Diskussion anregen, wenn
ich folgende Berufe aufzähle, die für die Ergotherapie „zuständig" sind:

- **ArbeitserzieherIn,**
- **ErzieherInnen am Arbeitsplatz,**
- **ErzieherInnen mit handwerklicher Grundausbildung,**
- **HandwerkerInnen,** (mit oder ohne qualifizierte Zusatzaus-
  bildung),
- **HandwerksmeisterInnen,** (mit oder ohne qualifizierte Zu-
  satzausbildung),
- **Krankenpflegepersonal, handwerklich geschickt,**
- **KreativtherapeutInnen,**
- **SozialarbeiterInnen,**
- **SozialpädagogInnen,**

und dies ohne Anspruch auf Vollzähligkeit. Es stimmt mich ein wenig
nachdenklich, zumal mir im Gesundheitswesen der BRD kein anderer Bereich bekannt ist, in dem soviel **unterschiedliche** Berufsgruppen, die **gleiche** Tätigkeit „ausüben". Zur Verdeutlichung füge ich einige Stellenangebote an (siehe Stellenanzeigen auf S. 61).

Die jeweilige *Zielsetzung* dürfte bei allen vorgenannten Mitarbeite-
rInnen gleich sein: die **Rehabilitation** bzw. die **Resozialisierung.**
Die Arbeitsweisen können hier (was aufgrund der unterschiedlichen
Ausbildungen fast logisch ist), differenzieren (siehe Abb. auf S. 62).

Ergotherapie versteht sich als **ganzheitliche Therapie**, in der je
nach Schwerpunkt motorisch-funktionelle, geistig-funktionelle oder psy-
chisch-funktionelle Fördermaßnahmen eingesetzt werden, wobei jedoch
immer die Gesamtsituation der PatientInnen mit dem psychosozialen
Umfeld erfaßt und berücksichtigt wird.

Um diesem auch gerecht zu werden, ist meines Erachtens eine *Persönlichkeit* gefragt (und auch gefordert), die sowohl die erforderliche
Reife mitbringt als auch über einen entsprechenden *Ausbildungshin-
tergrund* verfügt, um mit suchtkranken PatientInnen **ergotherapeutisch** arbeiten zu können.

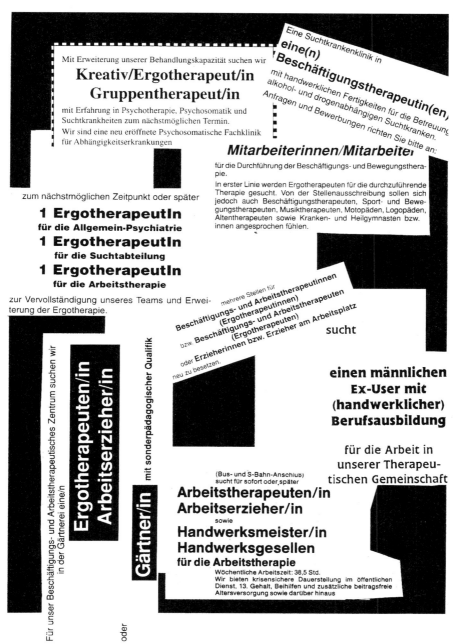

Mit Erweiterung unserer Behandlungskapazität suchen wir

Kreativ/Ergotherapeut/in
Gruppentherapeut/in

mit Erfahrung in Psychotherapie, Psychosomatik und Suchtkrankheiten zum nächstmöglichen Termin.
Wir sind eine neu eröffnete Psychosomatische Fachklinik für Abhängigkeitserkrankungen

Eine Suchtkrankenklinik in

eine(n)
Beschäftigungstherapeutin(en)

mit handwerklichen Fertigkeiten für die Betreuung alkohol- und drogenabhängigen Suchtkranken.
Anfragen und Bewerbungen richten Sie bitte an:

Mitarbeiterinnen/Mitarbeiter

für die Durchführung der Beschäftigungs- und Bewegungstherapie.

In erster Linie werden Ergotherapeuten für die durchzuführende Therapie gesucht. Von der Stellenausschreibung sollen sich jedoch auch Beschäftigungstherapeuten, Sport- und Bewegungstherapeuten, Musiktherapeuten, Motopäden, Logopäden, Altentherapeuten sowie Kranken- und Heilgymnasten bzw. innen angesprochen fühlen.

zum nächstmöglichen Zeitpunkt oder später

1 ErgotherapeutIn
für die Allgemein-Psychiatrie
1 ErgotherapeutIn
für die Suchtabteilung
1 ErgotherapeutIn
für die Arbeitstherapie

zur Vervollständigung unseres Teams und Erweiterung der Ergotherapie.

mehrere Stellen für
Beschäftigungs- und Arbeitstherapeutinnen)
(Ergotherapeutinnen)
bzw. Beschäftigungs- und Arbeitstherapeuten
(Ergotherapeuten)
oder Erzieherinnen bzw. Erzieher am Arbeitsplatz
neu zu besetzen.

sucht

einen männlichen
Ex-User mit
(handwerklicher)
Berufsausbildung

für die Arbeit in
unserer Therapeu-
tischen Gemeinschaft

Für unser Beschäftigungs- und Arbeitstherapeutisches Zentrum suchen wir
in der Gärtnerei eine/n

Ergotherapeuten/in
Arbeitserzieher/in

mit sonderpädagogischer Qualifik

oder

Gärtner/in

(Bus- und S-Bahn-Anschluß)
sucht für sofort oder später

Arbeitstherapeuten/in
Arbeitserzieher/in
sowie
Handwerksmeister/in
Handwerksgesellen
für die Arbeitstherapie

Wöchentliche Arbeitszeit: 38,5 Std.
Wir bieten krisensichere Dauerstellung im öffentlichen Dienst, 13. Gehalt, Beihilfen und zusätzliche beitragsfreie Altersversorgung sowie darüber hinaus

Stellenanzeigen

61

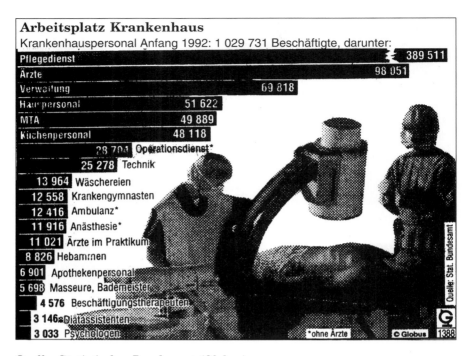

Arbeitsplatz Krankenhaus

Krankenhauspersonal Anfang 1992: 1 029 731 Beschäftigte, darunter:

Pflegedienst	389 511
Ärzte	98 051
Verwaltung	69 818
Hauspersonal	51 622
MTA	49 889
Küchenpersonal	48 118
Operationsdienst*	28 704
Technik	25 278
Wäschereien	13 964
Krankengymnasten	12 558
Ambulanz*	12 416
Anästhesie*	11 916
Ärzte im Praktikum	11 021
Hebammen	8 826
Apothekenpersonal	6 901
Masseure, Bademeister	5 698
Beschäftigungstherapeuten	4 576
Diätassistenten	3 146
Psychologen	3 033

*ohne Ärzte

Quelle: Stat. Bundesamt

© Globus 1388

Quelle: Statistisches Bundesamt (Globus)

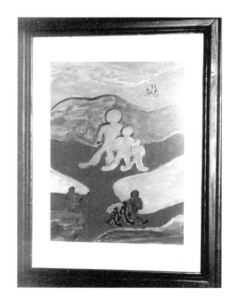

„Wege ... ", 1984

Für die ergotherapeutische Arbeit, mit Alkohol- und Medikamenten-abhängigen (m.E. auch mit Drogenabhängigen), habe ich die Berufs-bilder ErgotherapeutIn und ArbeitserzieherIn (ErzieherIn am Arbeits-platz) nebeneinander gestellt und verglichen. Von der Ausbildung her gibt es viele Gemeinsamkeiten, die m.E. *beide* Berufsgruppen qualifi-ziert, im Bereich der Beschäftigungs- und Arbeitstherapie mit sucht-kranken PatientInnen zu arbeiten.

Die Berufsbilder im Vergleich

Allgemeine Tätigkeitsmerkmale

ErgotherapeutIn:	ArbeitserzieherIn:
Erstellung spezieller Therapiepläne	Planung und Durchführung von arbeitserzieherischen + arbeitstherapeutischen Maßnahmen,
Durchführung der Behandlung	Planung und Durchführung der jeweils richtigen Arbeits- und Arbeitsplatzgestaltung.
Hinführung der PatientInnen zur Selbständigkeit, durch	Erziehung zur Selbständigkeit, Hilfe und Unterstützung für den zu betreuenden
Übung von Fähig- und Fertigkeiten, die zu einer selbständigen Lebens-führung führen,	Personenkreis in allen Anforderun-gen des Alltags, die er/sie nicht selbst erledigen kann,
Beratung von Patient-Innen und Angehörigen,	Gesprächsführung am Arbeitsplatz und Anbieten von Hilfe bei Konflik-ten,
Erprobung von Belastbarkeit.	Aufbau von richtigem Grundarbeits-verhalten.

Aus- und Weiterbildung

Die Ausbildung zur/zum **ErgotherapeutIn** ist seit 1976 *bundesein-heitlich* gesetzlich geregelt und staatlich anerkannt.

Die Ausbildung zur/zum **ArbeitserzieherIn / ErzieherIn am Ar-beitsplatz** ist seit 1970 gesetzlich geregelt. Ausbildung und staatli-che Anerkennung nur in *Baden Württemberg* möglich.

Bildungsvoraussetzungen

ErgotherapeutIn:	ArbeitserzieherIn:
Eine abgeschlossene Realschulbildung,	Real- oder Fachschulreife und eine abgeschlossene, mindestens zweijährige Berufsausbildung – oder:
eine andere gleichwertige Ausbildung – oder:	Hauptschulabschluß oder einen gleichwertigen Bildungsabschluß und eine abgeschlossene mindestens zweijährige Berufsausbildung und eine zweijährige Berufstätigkeit.
eine nach dem Hauptschulabschluß abgeschlossene Berufsausbildung von mindestens zweijähriger Dauer.	

Sonstige Voraussetzungen

Bei beiden Berufen wird erwartet, daß *körperliche und psychische Eignung, Aufgeschlossenheit* gegenüber dem zu betreuenden Personenkreis und seinen besonderen Problemen, *Bereitschaft zur Kommunikation, Kooperation und Partnerschaft* vorhanden sind. *Offenheit* und *Auseinandersetzungswille* mit Fragen:

- wie sehe ich mich selbst, wie nehme ich wahr,
- wie sehen mich andere,
- wie gehe ich auf andere zu, wie gehe ich mit meinen und den Gefühlen anderer um,
- wie erlebe ich Kritik und wie gebe ich Kritik,
- was sind meine Motive zum sozialen Beruf?

sind deshalb **unbedingte** Voraussetzung.

Ausbildungsdauer

Bei ErgotherapeutInnen: Die Gesamtausbildung dauert **3 Jahre**. Der Aufbau der Ausbildung, insbesondere die Verteilung von theoretischer und praktischer Ausbildung, bleibt den *Lehranstalten* überlassen und ist demzufolge an den einzelnen Schulen unterschiedlich.

Manche Schulen bieten über zwei Jahre *Theorie* an und schließen dann für ein Jahr die *praktische* Ausbildung an, andere Schulen verteilen die Anteile der praktischen Ausbildung über die Dauer der Ausbildung.

Bei ArbeitserzieherInnen: Die sozialpädagogische Ausbildung dauert **2 Jahre.**

Zur Erreichung der staatlichen Anerkennung ist ein Berufspraktikum von einem Jahr zu absolvieren.

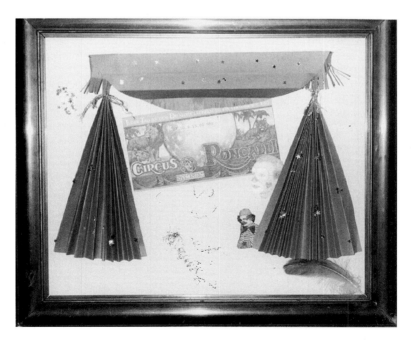

Materialgestaltung aus sog. „wertlosen" Material

Theoretische Ausbildung

ErgotherapeutIn:

Berufs-, Gesetzes-, und Staatsbürger-
kunde,
Gesundheitslehre,
Biologie, Anatomie, Physiologie,

allgemeine Krankheitslehre,
Spezielle Krankheitslehre,
Einführung in die Arzneimittel-
kunde,
Soziologie,
Pädagogik, Sonderpädagogik,
Psychologie,
Handwerkliche und gestalterische
Techniken,
Bewegungserziehung, Spiel und
musische Gestaltung,
Hilfen zur Bewältigung von Verrich-
tungen des täglichen Lebens,

Fachspezifische Behandlungstechni-
ken,
Sprache und Schrift,
Grundlagen der Arbeitsmedizin,

Einführung in die Arbeitswelt,
Grundlagen der Arbeitstherapie,
Spezielle arbeitstherapeutische
Aufgaben.

ArbeitserzieherIn:

Rechtskunde (Sozial- und Arbeits-
recht, Jugendarbeitsschutzgesetz),
Sozialhygiene,
Medizin, einschließl. Psycho-
pathologie,
Krankheitslehre,
Anatomie,
Heilpädagogik,

Soziologie,
Pädagogik, Sonderpädagogik,
Psychologie, einschl. Sozialpsychologie,
Fertigungstechniken,

Sport,

Hilfsmittelerstellung für Behinderte
am Arbeitsplatz,
(Sondervorrichtungsbau),
Praxisauswertung,

Deutsch,
Ethik, Arbeitsgemeinschaften und
Diskussionen,
Berufskunde,
Betriebslehre und Organisation,
Politische und kulturelle Bildung.

Fachpraktischer Unterricht

ErgotherapeutIn:	ArbeitserzieherIn:
Beobachtung und Wahrnehmung,	Methodik und Didaktik,
BT – Befunderhebung,	Arbeitstherapie, Technisches Werken,
Behandlungsziele erkennen und the-	Blockpraktika, Tagespraktika,
rapeutische	
Methoden auswählen,	
Behandlung nach fachlichen Aspekten	Fertigen, Gestalten, Werken,
durchführen,	
Reflexion und Beurteilung von durch-	Transferübungen,
geführten	
Behandlungen und eigenem Verhalten,	
Vertiefen und Vervollständigen des	Fotografieren.
medizinischen und	
sozialwissenschaftlichen Wissens,	
Mündliche und schriftliche Berichte	
über den Behandlungsverlauf erstel-	
len.	

Staatliche Prüfung für ErgotherapeutInnen

Die staatliche Prüfung besteht aus zwei Abschnitten, schriftlicher und praktischer Teil.

Die schriftliche Prüfung:

Sie umfaßt drei Klausuren in unterschiedlichen Fächergruppen und unterschiedlich zeitlicher Länge.

Die Fächergruppe 1 beinhaltet:

Biologie, Anatomie, Physiologie, Allgemeine Krankheitslehre, Spezielle Krankheitslehre und geht über eine Zeit von 4 Stunden.

Die Fächergruppe 2 beinhaltet:

Soziologie, Psychologie, Pädagogik und Sonderpädagogik – Dauer 3 Stunden.

Die Fächergruppe 3 beinhaltet:

Grundlagen der Arbeitsmedizin, Grundlagen der Arbeitstherapie, Berufs-, Staats- und Gesetzeskunde und umfaßt 2 Stunden.

Die praktische Prüfung:

Sie besteht aus einem handwerklichen Teil und einer Prüfung in angewandter Beschäftigungs- und Arbeitstherapie.

In der handwerklichen Prüfung hat der/die zu Prüfende unter Aufsicht ein Werkstück zu planen, herzustellen und zu beschreiben, bei welchen PatientInnen, in welcher Weise und mit welcher Zielsetzung er/sie ein solches o.ä. Werkstück bzw. eine Werktechnik als therapeutisches Medium einsetzen würde.

In der Prüfung zur angewandten Beschäftigungs- und Arbeitstherapie hat der/die zu Prüfende mit eine PatientIn oder einer Gruppe von PatientInnen „die" Anwendung der Ergotherapie „vorzuführen". Er/sie muß darüber hinaus einen schriftlichen Bericht über den ergotherapeutischen Behandlungsplan und die Durchführung der Behandlung vorlegen.

In einem anschließenden Prüfungsgespräch sollen auch ergänzende Prüfungsfragen aus den der Ergotherapie zugrunde liegenden und verwandten Fachgebieten (die Gegenstand der Ausbildung sind) gestellt werden.

Die Prüfung wird durch einen Prüfungsausschuß abgenommen, dessen Vorsitzende(r) Medizinalbeamter/Medizinalbeamtin der jeweiligen Aufsichtsbehörde, bzw. ein(e) Beauftrage(r) der Schulverwaltung ist.

Staatliche Prüfung für ArbeitserzieherInnen

Die staatliche Prüfung besteht aus drei Abschnitten, fachpraktischer, schriftlicher und mündlicher Teil.

Die fachpraktische Prüfung:

In ihr soll festgestellt werden, ob der/die zu Prüfende die in der Ausbildung vermittelten Fachkenntnisse in der Praxis anwenden kann. Die fachpraktische Prüfung wird in der Regel im letzten Ausbildungsjahr durchgeführt.

Die schriftliche Prüfung:

Der schriftliche Teil der Prüfung besteht in der Bearbeitung von zwei Aufgaben und zwar aus den Fächern:

a) *Arbeitserziehung und Arbeitstherapie,*

b) *Psychologie oder Pädagogik und Soziologie.*

Die mündliche Prüfung:

Die mündliche Prüfung erstreckt sich auf die Fächer:

a) *Psychopathologie,*
b) *Fertigungstechniken,*
c) *Rechts- und Berufskunde.*

Außerdem ist der/die zu Prüfende in den Fächern zu prüfen, die er/sie *nicht* bei der schriftlichen Prüfung gewählt hat.

Staatliche Anerkennung für ArbeitserzieherInnen:

Staatlich anerkannt wird, wer die schriftliche Prüfung bestanden, sich in einen Berufspraktikum (i.d.R. 1 Jahr) bewährt hat und an einem Kolloquium mit Erfolg teilgenommen hat.

Weiterbildung

ErgotherapeutIn:	**ArbeitserzieherIn:**
Bobathkurs, Sensorische Integration nach Ayres oder Frostig-Seminar, Gestaltungstherapie,	Heilpädagoge (in), Übungsleiter(in)schein für den Behindertensport, Weiterbildung im jeweiligen Grundberuf ist jederzeit möglich.
Pädagogische Zusatzausbildung für Lehrkräfte im Gesundheitswesen.	
Der Verband der ErgotherapeutInnen veranstaltet einmal jährlich eine große Fortbildungsveranstaltung und organisiert durch seine Landesgruppen und Fachkreise häufige und regelmäßige Fortbildungs-Angebote.	Mit Ablegung der Prüfung sind ArbeitserzieherInnen auch berechtigt, in ihrem jeweiligen Grundberuf als AusbilderIn tätig zu sein.

Eine offizielle Weiterbildungsmaßnahme für ErgotherapeutInnen existiert z.Zt. nicht. Spezialisierungen in bestimmten Arbeitsgebieten, auf der Grundlage von Fortbildungsangeboten, sind jedoch möglich.

ArbeitserzieherInnen können nach Abschluß der Ausbildung die Ausbildung zum/zur Heilpädagogen (in) absolvieren (je nach Bundesland verschieden).

Von allen MitarbeiterInnen wird die Bereitschaft zur ständigen Weiterqualifizierung erwartet über Tagungen, Kurse u.s.w.

Ergotherapie / Beschäftigungs- und Arbeits-therapie

Auf die unterschiedlichen Interpretationen der Begriffe **Arbeit** und **Beschäftigung**, insbesondere ihre *Auf- bzw. Abwertung* möchte ich hier nur kurz eingehen; die einschlägige Fachliteratur hat die Begriffe ausführlich beschrieben.

Für viele Außenstehende wird bei den beiden Begriffen zunächst kein Unterschied sein. In der ergotherapeutischen Arbeit gibt es doch wesentliche und reale Unterschiede, die zu beachten sind.

Wie wird **Arbeit** *definiert?:*

Eine bewußte, planmäßige, zweckorientierte und zweckgebundene Tätigkeit.

Arbeit als Möglichkeit der Entfaltung, Selbstverwirklichung,
als Pflicht, Existenzsicherung,
als Strafe, als Recht
um nur einige Möglichkeiten zu nennen.

Im Grundgesetz der Bundesrepublik Deutschland, Artikel 12,(1) wird das freie Wahlrecht auf Beruf und Arbeitsplatz erwähnt, in Artikel 12,(2) „darf keiner zu einer Arbeit gezwungen werden", Artikel 12,(3), legitimiert die Zwangsarbeit bei gerichtlich angeordneter Freiheitsentziehung. Gesetzlich in acht Spalten *geregelt.*

Arbeit ist in unseren Breitengraden eine Tätigkeit, die entlohnt wird; mit dem Lohn ist ein entsprechender Lebensstandard (Wohnsituation, Verpflegung, Kleidung, Urlaub, Auto, etc.) möglich, der *arbeitende Mensch* wird **sozial anerkannt.**

Wird ein ehemals arbeitender Mensch krank, arbeitslos oder berentet, verändert sich i.d.R. meist auch (langfristig) der soziale Status.

Wie wird **Beschäftigung** *definiert?:*

Ein aktives oder passives Verbringen der Freizeit, keine äußeren Verpflichtungen, entfalten der eigenen Kreativität, i.d.R. bleibt die Beschäftigung an der Realität orientiert, dient aber nicht zum Erwerb des Lebensunterhaltes, das Produkt muß keinen gesellschaftlichen Nutzen haben.

Beschäftigung unterliegt keiner unbedingten Verpflichtung, Beginn, Ende, Produkt sind nicht an „Verträge" gebunden. Die Beschäftigung ist eng mit der Freizeit verbunden, vermittelt durch das „Ungebundensein", ein Freiheitsgefühl.

Wie sind denn die Unterscheidungsmerkmale von **Beschäftigungs- und Arbeitstherapie?**

Definition **AT:**   **Arbeitstherapie** ist eine therapeutische Hilfe mit *zweckgebundenen* und *sinnbezogenen* Verrichtungen.

Definition **BT:**   **Beschäftigungstherapie** ist eine Behandlung mit *sinngebundener* und zweckbezogener Tätigkeit.

Ein Beispiel: Eine Ladung Speckstein (500 Kg), Tonballen (500 Kg) und diverse Glasuren werden zu einer Facheinrichtung für Alkohol- und Medikamentenabhängige per LKW geliefert.

Die Ladung ist für die Ergotherapie bestellt, ein paar PatientInnen helfen bei der Entladung.

— die PatientInnen verrichten eine *zweckgebundene* Arbeit, indem sie die Ladung ihrer Bestimmung zuführen mit dem *sinnbezogenen* Hintergrund, eine sinnvolle Aufgabe wahrzunehmen. Das Material ist Objekt bei dieser Verrichtung einer **Arbeit,** es dient einem Nutzzweck.

Die Ladung befindet sich im Lager der Ergotherapie, ein Patient findet Gefallen an dem Material Speckstein und erkundigt sich, was mit diesem Material „möglich" ist.

Der Patient sägt, hämmert, feilt und schleift „seinen Vorstellungen" entsprechend ein kleines Kunstwerk.

— auf den *Zweck bezogen* „arbeitet" der Patient gerne an seinem Stück, es macht für ihn einen Sinn; er möchte dieses von ihm geschaffene Teil als „seins" mit nach Hause nehmen.

Für ihn war es eine sinnvolle **Beschäftigung,** verbunden mit der Überlegung, so etwas o.ä. später in der Freizeit zu wiederholen.

Bei der **AT** *muß* also der Nutzzweck bestimmt sein und *kann* einen „schönen" Sinngehalt mit einschließen. Bei der **BT** *muß* der „schöne"

Sinngehalt vorrangig sein, das Ergebnis *kann* ggf. einem praktischen Zweck dienen.

Physische und **psychische** Folgezustände der Alkohol- und Medikamentenabhängigkeit bieten eine Vielfalt der Behandlungsziele in der Ergotherapie. Entsprechend vielfältig sind die zu benutzenden therapeutischen *Mittel* und *Methoden*.

In der zu wählenden therapeutischen Form wird der Behandlungsschwerpunkt individuell auf einer **psychologisch / pädagogisch** ausgerichteten Behandlung in der Gemeinschaft mit anderen PatientInnen liegen.

Die fachliche Zusammenarbeit der mitbehandelnden Disziplinen (*multiprofessionelles Team*) ist unermeßlich wichtig. Welche Absprachen, Zusagen, Absagen etc. wurden mit PatientInnen von welchem/welcher Kollegen(in) getroffen, wie ist die individuelle therapeutische Zielsetzung, gibt es eine aktuelle Krise u.s.w. – diese Informationen sollten regelmäßig unter *allen* mitbehandelnden TeamkollegInnen ausgetauscht werden.

Die Ergotherapie im Gesamtbehandlungsplan

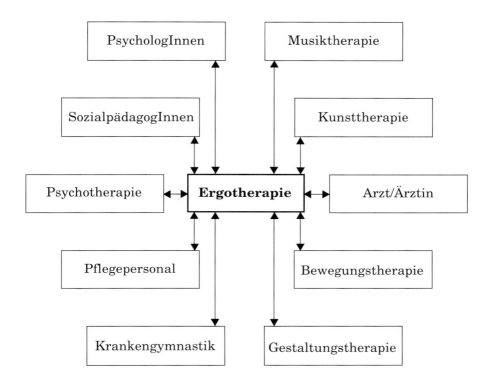

Behandlungsziele

Bei der ergotherapeutischen Behandlung von Alkohol- und Medikamentenabhängigen ist die Wiederherstellung, Erhaltung, Förderung von Fähigkeiten und Fertigkeiten – im sozialen und lebenspraktischen Bereich – *die* Zielsetzung schlechthin.

Das Erlernen von neuen Kenntnissen, Vermitteln von neuen Erfahrungen soll den PatientInnen zu größtmöglicher Selbständigkeit im Privat und Berufsleben verhelfen.

Schlüsselwörter:

- Vertrauensaufbau,
- Vermittlung von Erfolgserlebnissen,
- Erlernen verschiedener Techniken,
- Einsichtsfähigkeit,
- Kritikfähigkeit,
- Kritikverträglichkeit,
- Förderung von Selbstvertrauen, Selbstwertgefühl, Hygieneverständnis,
- Perzeptionstraining,
- Training im lebenspraktischen Bereich,
- Verstärkung besonderer Begabungen, Fähigkeiten, Talente,
- Erziehung zur Pünktlichkeit, Ausdauer, Konzentration,
- Erziehung zum Leben in der Gemeinschaft und Abbau von Verhaltensauffälligkeiten,
- Förderung der Verantwortung und Selbständigkeit, des realen Denkens,
- Vorbereitung zur Berufsfindung / Wiedereingliederung,
- Weitgehende Rehabilitation und Resozialisierung.

Um die vorstehenden Schlüsselwörter optimal umsetzen zu können, erscheint es sinnvoll, die einzelnen Ziele in drei Gruppen zu teilen:

---

1. Gruppe: **Nahziel** dieser Behandlungsform

a) Gewinnen von Kontakt und Vertrauen, verbunden mit der Motivation zur Mitarbeit.

b) Testen der noch erhaltenen Funktionen, Fähig- und Fertigkeiten.

c) Erüben der wichtigsten (u.U.verlorengegangenen) Funktionen und deren Nutzung.

---

2. Gruppe: **Erweitertes Ziel** dieser Behandlungsform

a) Erreichen der persönlichen Unabhängigkeit durch Hilfe zur Selbsthilfe.

b) Bewußtmachen und Nutzen der persönlichen Leistungsfähigkeit und deren Steigerung.

c) Stärkung des Selbstvertrauens und des Selbstwertgefühls.

d) Erprobung und Anpassung an reale Alltagssituationen.

---

3. Gruppe: **Fernziel** dieser Behandlungsform

a) Größtmögliche Selbständigkeit.

b) Sicherung einer optimalen nachklinischen Nachsorge.

c) Änderungen im sozialen Umfeld.

d) Erhaltung oder Neuschaffung eines Arbeitsplatzes.

Weiterhin spielt natürlich die *Therapieform* eine wichtige Rolle, wie auch das angewandte *therapeutische Verfahren* und die angewandten *therapeutischen Mittel*.

Therapieform

In der Regel erscheint in der ergotherapeutischen Behandlung von Alkohol- und Medikamentenabhängigen die Form der **Gruppentherapie** recht sinnvoll.

In Ausnahmefällen könnte ggf. eine Einzelbetreuung angeboten werden, sollte aber mit der Zielsetzung verbunden sein, einen Übergang in die Gruppentherapie zu erarbeiten und auch zu realisieren.

Therapeutische Verfahren

Bildung von Arbeitsgruppen:

In der Gruppe zeigt sich schnell das Sozialverhalten, die „Rolle" in der Gruppe ist geprägt von Vorerfahrung und Vorerleben. Arbeitsgruppen entwickeln eine eigene Dynamik.

Förderung der kreativen Eigenschaften:

Die auch i.d.R. vorhanden sind, aber im Laufe der Suchterkrankung verkümmerten, oder selten gefördert wurden.

Themenzentrierte Gesprächsgruppen:

In der Ergotherapie bieten sich oftmals spezielle Themen an, die in einem entsprechenden Gruppenrahmen ihren Platz finden sollten, z.B. Fragen wie:

„Gibt es vielleicht einen Zusammenhang zwischen meiner Sucht und meinem Arbeitsplatz?, Wie gehe ich als „trockene(r) AlkoholikerIn" an meine alte Arbeitsstelle zurück – nüchtern kennen die mich ja kaum?", u.s.w. Wie ist die aktuelle Situation in der Ergotherapie, welche Probleme erwachsen hier, die von „draußen" nicht unbekannt sind?

Krisenintervention:

„Störungen haben immer Vorrang", diese alte pädagogische Prinzip sollte auch in der Ergotherapie einen festen Platz haben. PatientInnen werden in ihrer Therapie mitunter mit „Dingen" konfrontiert, die sie bis dahin nie „so" gesehen haben; das kann sie u.U. in Krisen stürzen – die sie dann ggf. von der Psychogruppentherapie mit in die Ergotherapie bringen.

Aktive Mitarbeit im Gruppenprozeß:

Ist ein unerläßliches „Muß", um eine Gruppe selbst zu aktivieren, unter Einbeziehung aller Gruppenmitglieder.

Bildung von Verantwortlichen-Gremien:

Mitunter „jahrelang" abgelegte Verantwortung ist neu zu übernehmen. Hier bieten sich gerade in der Ergotherapie vielfältige Möglichkeiten an, z.B.:

„Materialverantwortliche(r)", „Reinigungsdienst" etc. Es erscheint günstig, für solche Aufgaben PatientInnen einzusetzen, die schon längere Zeit in Behandlung sind und denen „man" die jeweilige Verantwortung auch zutraut – mit allen Konsequenzen, realorientiert.

Gezielter Einsatz von handwerklichen Techniken und Materialien:

Hier „erleben" sich PatientInnen in vielerlei Spektren: Erfolg oder Mißerfolg, Grenzen erkennen, Über- oder Unterforderung, Aufgabenverständnis, Ausdauer und Konzentration u.s.w.

Beispiel: Ein Patient der ein Bücherregal bauen möchte und keinerlei Vorerfahrung hat, sollte sich vielleicht zunächst mit elementaren Dingen beschäftigen: was wird an Material benötigt, wie wird das Material bearbeitet, welche Arten von Holzverbindungen erscheinen geeignet, wie werden sie ausgeführt etc.

Installation spezieller Übungsplätze:

Kann oftmals, gerade in der „Belastungserprobung", sehr sinnvoll sein. Hier können ggf. Ausschnitte des „realen Lebens" nachgebildet werden, z.B. die Einrichtung eines Büroarbeitsplatzes, Verwaltungsarbeiten, die erforderlich sind aufgrund der Verantwortlichen-Gremien, Bestellungen u.s.w.

Intensives Training von Körper- und Kleiderpflege:

Körper- und Kleiderpflege thematisieren: Warum erscheinen bestimmte PatientInnen immer wieder in ungepflegtem körperlichen Zustand zur Ergotherapie, warum unfrisiert, unrasiert, wieso im Jogginganzug u.s.w. Wie ist die Querverbindung von „äußerer" und „innerer" Verwahrlosung zu sehen, ein Thema das sicherlich zum Nachdenken anregt.

Schaffung von Konfliktsituationen:

PatientInnen, die sich „zurückziehen", lieber „allein" arbeiten, mit Gruppenarbeiten konfrontieren (z.B.). Wie findet eine Auseinandersetzung in Konfliktsituationen „nüchtern" statt ?

Selbstsicherheitstraining, Rollenspiel:

Was macht PatientInnen unsicher, nüchtern an den Arbeitsplatz Haushalt etc. zurückzukehren, welche Phantasien sind vorhanden bezüglich der KollegInnen, Familie u.s.w.

Gerade auf die Arbeitssituationen bezogen bieten sich Rollenspiele an (PatientIn / ChefIn, PatientIn / KollegInnen).

Werden diese Situationen einmal (oder öfter) durchgespielt, wirkt die reale Situation vielleicht nicht mehr so brisant, der/die PatientIn geht ggf. selbstsicherer zurück.

Einübung von Lebenslauf und Bewerbungsschreiben:

Kann eine wichtige Unterstützung für PatientInnen darstellen. Wie kann die Behauptung auf dem Arbeitsmarkt, mit der individuellen Vorgeschichte, stattfinden, wie wird ein Lebenslauf, eine Bewerbung formuliert, u.s.w.

Therapeutische Mittel

Persönlich: – Schnellstmöglicher, intensiver Kontakt,

– Gespräche, Diskussionen.

Objekt: – Materialien verschiedenster Art als Medium, Holz, Metall, Ton, etc.,

– geeignete Bearbeitungswerkzeuge,

– Arbeiten verschiedener Richtungen, mit dem Hintergrund Verantwortung für „sich und andere" (wieder) zu übernehmen: Garten-, Renovierungs-, Haushalts-, Verwaltungsarbeiten, etc.

Zusammenfassung

Das Behandlungsziel ist die Wiederherstellung der/des Kranken als körperlich und psychisch beschwerdefreier Mensch, sollte er/sie in sozialer Selbständigkeit leben. Allerdings kann dieses Ziel nicht in *allen* Fällen erreicht werden.

Nicht selten werden sich BehandlerInnen damit zufrieden geben müssen, daß der/die PatientIn mit den jeweiligen „Lebensschwierigkeiten" zu leben lernt.

Ohne andauernde Alkoholabstinenz ist dieses Ziel m.E. nicht zu erreichen.

Aufgaben und Ziele in der Ergotherapie

Eine der wohl *wichtigsten* Aufgaben in der ergotherapeutischen Behandlung von Alkohol- und Medikamentenabhängigen, ist der **Vertrauensaufbau** zwischen **PatientInnen** und **BehandlerInnen**.

In der Behandlungspraxis werden BehandlerInnen immer wieder PatientInnen antreffen, die der *„ Basteltante"* oder dem *„Bastelonkel"* sehr skeptisch gegenüberstehen.

Um gegenseitiges Vertrauen aufzubauen, ist es unermeßlich wichtig, den/die alkohol- und medikamentenabhängige PatientIn **ernst zu nehmen** – eine Erfahrung, die PatientInnen in ihrer Vergangenheit nicht oft erlebt haben. Vertrauen ist eine **Einstellung**, einem anderen Menschen zu *trauen* und ihn/sie für *charakterlich zuverlässig* zu halten und ihm/ihr zu glauben.

Sicherlich setzt Vertrauen ein **Wagnis** voraus und bildet im PatientIn – BehandlerIn – Verhältnis eine der Grundlagen gemeinschaftlicher Verbundenheit. Vertrauen ist *keinesfalls* eine bloße Meinung von einer anderen Person, sondern ein mit ihm/ihr **eingegangenes persönliches Verhältnis**.

Wie in jeder PatientIn – BehandlerIn – Beziehung, hat der/die alkohol- und medikamentenabhängige PatientIn **Anspruch** auf korrektes therapeutisches Vorgehen. Ein Element des guten Umgangs miteinander ist **Empathie**. Empathie ist ein Begriff aus der Psychologie, der von Carl **Rogers** geprägt wurde. In bezug auf die Behandlung von suchtkranken PatientInnen besagt er, daß diese PatientInnen **ernst** genommen werden müssen und zwar in *allem*, was sie und wie sie es mitteilen, sowie in allem, was sie tun.

PatientInnen ernst zu nehmen, ist u.a. in der Behandlung sehr wichtig, da es eine **Grundstörung** ihres Lebens ist. Er/sie fühlt sich *nicht* ernst genommen, hält sich *nicht* für liebenswert, lebt in der Vorstellung „verstoßen" zu sein.

Werden Alkohol- und Medikamentenabhängige in der gängigen moralisierenden Art, mit der die Gesellschaft diese Suchterkrankung betrachtet, angesprochen, wird ihnen letztlich das Gefühl des *„Ausgestoßenseins"* **auch** in der Therapieeinrichtung vermittelt, dann werden nur die Grundstörungen verstärkt – das eigentliche Problem intensiviert.

Sind Behandler in einer bestimmten Sache *verärgert*, z.B. die Nichteinhaltung einer Vereinbarung (Unpünktlichkeit, etc.) sollte er/sie es auch dem/der PatientIn gegenüber zeigen und zwar so, daß dieses Gefühl nur da ist, **weil** hier ein „Ernstnehmen" der Person stattfindet BehandlerInnen sollten die Fähigkeit besitzen, PatientInnen **anzunehmen**, die Bedürfnisse und Erwartungen zu spüren und zu erkennen, um letztlich das eigene Handeln daraufhin einzustellen.

Eine weitere komplexe Aufgabe ist die allgemeine Aktivierung von PatientInnen durch die entsprechende Motivation. Schon im Erstgespräch, kurz nach der stationären Aufnahme, sollte erfragt werden, wo Fähig- und Fertigkeiten liegen, wo liegen die Neigungen, welche Hobbys und Interessen sind vorhanden u.s.w.

Die Angaben von PatientInnen *können* als Orientierung in der Behandlung dienen, wobei zu beachten sei, daß PatientInnen sowohl zur Selbstüberschätzung, als auch zur Selbstunterschätzung neigen (verbal und nonverbal).

Einen besonderen Rahmen in der Ergotherapie kann u.a. die Erziehung von PatientInnen zur **Pünktlichkeit** einnehmen. Die wenigsten PatientInnen zeigen sich als *hochmotivierte* TeilnehmerInnen und sehen auch nicht immer unbedingt die Notwendigkeit an der Teilnahme ein. Das Patientinnen nach ihrer Therapie abstinent leben können, hängt u.a. von einer klaren Struktur ab; dazu gehört selbstverständlich auch das Einhalten von Absprachen und Terminen – hier bietet der Therapiealltag genügend Möglichkeiten, um einen realen Bezug mit allen Konsequenzen herzustellen.

Ausdauer, Konzentration und **Genauigkeit** gehörten in der *süchtigen* Vergangenheit nicht unbedingt zum täglichen Leben und bedürfen dementsprechend der gezielten Förderung in der ergotherapeutischen Behandlung.

In der Praxis zeigt sich häufig, daß PatientInnen in der Ergotherapie gern „auf mehreren Hochzeiten tanzen", d.h. ein Werkstück beginnen, ggf. auf Schwierigkeiten stoßen, die Lust an der Arbeit verlieren, mehrere Sachen „auf einmal" machen wollen u.s.w.

Es zeigt sich meist schnell, daß hier sowohl die Ausdauer als auch die Konzentration fehlen oder nachgelassen haben, die Genauigkeit des Ausführens ist mit einem Mal sekundär. Hier setze ich den Schwerpunkt: ein einmal angefangenes Werkstück sollte auch von der PatientIn fertiggestellt werden, ich nehme ihn/sie ernst und entspreche dem ursprünglichen Wunsch der PatientIn, „etwas Sinnvolles zu tun".

Auch das zeigt sich leider immer wieder in meiner täglichen Arbeit:

Ein(e) PatientIn beginnt die angefangene Arbeit zu vernachlässigen, die Arbeit hat nicht mehr den gleichen Stellenwert wie zu Beginn und es kommt zu einer Veränderung in der Therapiesituation, die i.d.R. mit einem vorzeitigen Beenden (Abbruch) der Therapie, Rückfall oder beidem endet.

Viele Alkohol- und Medikamentenabhängige lebten zum Schluß ihrer *Suchtkarriere* allein, isoliert und müssen sich zunächst einmal wieder an ein Leben in der Gemeinschaft gewöhnen.

Hier bedarf es seitens *aller* Beteiligten viel Geduld. Auch hier sollten die BehandlerInnen klar und unmißverständlich auf den Abbau von Verhaltensstörungen hinarbeiten. Durch die Gewöhnung des *Alleinlebens* ist oftmals auch die Kommunikationsfähigkeit eingeschränkt, resp. verkümmert und bedarf genauso der Förderung, wie auch die Fähigkeit Kritik zu vertragen und zu äußern. Kritik ist oftmals bei PatientInnen *negativ* besetzt; viele haben mitunter jahrelang Kritik (hinsichtlich ihres Trinkverhaltens) *leidend* ertragen. Daß Kritik auch eine nützliche Seite haben kann, ist für die meisten eine neue Erfahrung.

Die Vermittlung von Erfolgserlebnissen (z.B. ein fertiggestelltes Werkstück) trägt erheblich zur Stärkung des Selbstwertgefühls bei; ein ehrliches gemeintes Lob kann sehr hilfreich sein.

So früh wie möglich sollten PatientInnen erlernen (wiedererlernen), Verantwortung für sich, aber auch für andere zu übernehmen. Gerade in der Form der therapeutischen Gemeinschaft gibt es hierfür genügend Anlässe, Verantwortung zu übernehmen, z.B.: Weckdienst, Küchendienst, GruppensprecherIn, etc.

Sämtliche interpersonalen Wahrnehmungen und Beobachtungen im ergotherapeutischen Gruppenprozeß, bedürfen der besonderen Obacht. Die Angaben hierüber sollte nach Möglichkeit objektiv ins Teamgespräch (regelmäßige Zusammenkunft aller an der Behandlung Beteiligter) eingebracht werden.

Derartige Informationsaustausche können die Arbeit erheblich optimieren. Ebenso sollte die jeweilige Zielsetzung in der Behandlung unter *allen* an der Behandlung Beteiligten klar und abgesprochen sein.

Die Zusammenarbeit im multiprofessionellen Team steht in Wechselwirkung untereinander, ergänzt und/oder baut aufeinander auf.

Hierbei ist zu beachten:

Aber auch die jeweilige Gruppensituation steht in einer Wechselwirkung zum jeweiligen Zustand eines Behandlungsteams. Die Gruppe als Spiegel des Teams und umgekehrt. Das, was ein Team der Gruppe „vorlebt", kann sie auch von den PatientInnen erwarten. An diesem Punkt möchte ich vielleicht auch auf die Wichtigkeit der fachlichen Supervision verweisen.

Wird in einer Gruppe die „Struktur" vermißt oder läßt sie zu wünschen übrig und ist im gleichen Moment eine personelle Veränderung im Team sichtbar (Krankheit, Urlaub, Kündigungen, Neueinstellungen, etc.), fehlt der Gruppe schlicht die Orientierung. Auch kann es zur **„Spaltung"** des Teams kommen, wenn PatientInnen *ihre Anliegen* bei *ihrem / ihrer Therapeuten (in)* gezielt, ggf. gegen die allgemeine Therapiestruktur (Ausnahmen), durchsetzen.

Wenn ich die Aufgaben und Ziele in der Ergotherapie einer Facheinrichtung zur Behandlung von Alkohol- und Medikamentenabhängigen mit Schlüsselwörtern definiere, sieht es – ohne Wertigkeit der Reihenfolge – so aus:

Vertrauensaufbau:

Wohl der schwierigste Teil in der therapeutischen Beziehung, bedarf der regelmäßigen Überprüfung.

Vermittlung von Erfolgserlebnissen:

Geschieht am ehesten durch die praktische Beschäftigung und Arbeit, mit den damit verbundenen Resultaten. Hier ist an der richtigen Stelle ein ehrliches Lob wichtig.

Vermittlung von Techniken und Tätigkeiten:

handwerklichen, gestalterischen, schöpferischen weckt bei PatientInnen alte und/oder neue Interessen, fördert das Selbstwertgefühl, PatientInnen fühlen sich sicherer und trauen sich (wieder) etwas zu.

Förderung von Selbstvertrauen:

hängt unmittelbar mit den o.a. Techniken und Tätigkeiten zusammen.

Förderung der Einsichtsfähigkeit:

PatientInnen an Tätigkeiten heranführen, die für sie „nicht unbedingt einen Sinn" machen, trotzdem notwendig sind, kurz- oder langfristig zur Einsicht führen – es macht doch einen Sinn (z.B. Warum muß gerade das Werkstück, das mir keinen Spaß mehr macht, fertiggestellt werden?).

Vermittlung von Hygieneverständnis:

Ansprechen bei Kenntnisnahme der persönlichen Vernachlässigung der körperlichen Hygiene, allgemeine Hygiene, z.B.: Säubern des Arbeitsplatzes.

Förderung der Perzeption:

PatientInnen auf ihre Handlungen, ihren Umgang mit- und untereinander, bewußt hinweisen, resp. ansprechen, ihre und die Wahrnehmung anderer ggf. zur Diskussion stellen („Wie nehme ich mich wahr, wie nehmen mich andere wahr?").

Hinführung zu Übernahme von Verantwortung:

PatientInnen, die schon *längere* Zeit im Haus sind, sollten an Aufgaben mit Verantwortung (z.B. Arbeiten mit Maschinen, Verantwortliche(r) einer Objektgruppe, etc.) herangeführt werden. Daß diese Aufgaben ein besonderes Vertrauen erforderlich machen, sollte auch verbalisiert werden.

Förderung der Selbständigkeit:

PatientInnen von Beginn an mit in die jeweilige Projektplanung mit einbeziehen, eigene Gedanken verwirklichen lassen, Planungen unterstützen – aber selbst ausführen lassen.

Erziehung zur

Pünktlichkeit, Ausdauer, Konzentration und Genaui*keit* kann (wird) ggf. Bestandteil während der gesamten Therapie sein. Hier spielt, wie schon zuvor benannt, die Über- bzw. Unterschätzung eine große Rolle, und es gilt hier immer wieder, einen Bezug zur Realität herzustellen. Hier finden sich seitens der PatientInnen die meisten Widerstände, hier erleben sie sich oft „bevormundet".

Erziehung zum Leben in der Gemeinschaft:

Mitunter entstehen viele kleine Konflikte im täglichen Miteinander. Hier werden „Rollen" gezeigt, die mitunter auch in der *süchtigen* Vergangenheit entscheidend dazu beigetragen haben können, sich aus dem Leben der Gemeinschaft selbst auszuschließen. Werden die Rollen bewußt gemacht, kann es zur Veränderung führen.

Abbau von Verhaltensauffälligkeiten:

Jegliche Verhaltensauffälligkeit sollte angesprochen werden. Oftmals ist es den PatientInnen, die so reagieren, nicht *bewußt* wie sich ihr Verhalten auf andere auswirkt. Über die Wahrnehmung kann es zu einer positiven Veränderung kommen.

Positive Verstärkung besonderer Talente und Begabungen:

In der praktischen Tätigkeit ergeben sich für manche PatientInnen neue Perspektiven. Talente oder Begabungen werden (neu) entdeckt und bedürfen der Förderung, bzw. der Verstärkung (dies kann manchmal schon durch ein Lob geschehen).

Training im lebenspraktischen Bereich:

Alles (oder fast alles) was in der Ergotherapie geschieht, findet i.d.R. auch „draußen" statt und kann entsprechend reflektiert dazu beitragen, daß das, was im lebenspraktischen Bereich zum „Alltag" gehört, trainiert wird.

Heranführung an eine reale Selbst- und Fremdeinschätzung:

Hier bieten sich Projekte sehr gut an.

Beispiel: Als Gruppenprojekt wird ein Auftrag an die Gruppe vergeben. Zielsetzung: Errichten eines Biotops auf dem Gelände der Einrichtung, Herstellen einer Arbeitsgruppe, Benennen von Verantwortlichen, Planerstellung, Materialliste, Klärung der Übernahme der anfallenden Kosten, Ausführung und nach Beendigung eine Reflexion des Projektes. Hier ist die Gruppe und jede(r) Einzelne gefragt, jede(r) kann sich selbst real einschätzen, sieht aber auch andere unter dieser klaren Zielsetzung vielleicht ein wenig realistischer. Es findet eine direkte Auseinandersetzung mit der realen Einschätzung statt.

Das Ergebnis dieser Gruppenarbeit kann sich sehen lassen. In den gemachten Selbst- und Fremdeinschätzungen vor, während und nach dem Projekt war sehr viel Dynamik, hier wurden neue Erfahrungen gemacht. Einige hielten durch, andere, die zuvor der Meinung waren, sie schaffen es, wendeten sich anderen Projekten zu.

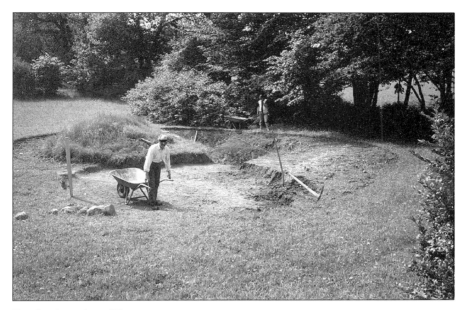

Baubeginn eines Biotops

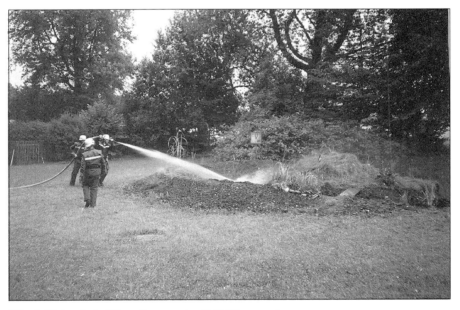

Die örtliche freiwillige Feuerwehr läßt Wasser ein

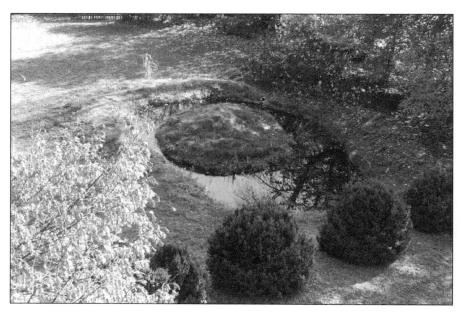

Das fertiggestellte Biotop

Förderung der Kommunikationsfähigkeit:

Auch der richtige Umgang, dazu gehört natürlich auch die Sprache, der Ausdruck u.s.w., ist sehr oft Thema und bedarf absolut der Förderung. Hierzu bieten sich auch Gruppenprojekte an; „man" *muß* miteinander reden.

Förderung der Kritikfähigkeit und Kritikverträglichkeit:

In der Beschäftigung / Arbeit bietet sich bei jedem Werkstück das Thema der Kritik an. Wie sehen PatientInnen selbstkritisch ihre Tätigkeit, ihren Umgang damit (und ggf. mit Beteiligten), wie reagieren sie bei gegebener Kritik, sei sie positiv oder negativ.

Einübung des Umgangs mit Ämtern und Behörden:

Auch das kann für einige PatientInnen ein „unüberwindbares" Hindernis darstellen. Manche haben einfach schon *vor* einem Besuch, z.B. beim Arbeitsamt, Angst „es könnte nicht klappen". Diese Angst kann ggf. durch Einüben (z.B. Rollenspiel) in der Gruppe genommen werden. Wichtig erscheint auch die Nachfrage nach einem stattgefundenen realen Termin; hat sich die Angst bestätigt oder ist es doch anders „gelaufen", was ist bei einem neuen Termin noch zu beachten?

Vorbereitung zur beruflichen und sozialen Wiedereingliederung:

Die soziale Wiedereingliederung fällt sicherlich mehr in den Psychotherapeutischen Bereich, läßt sich aber nicht gänzlich aus der Ergotherapie ausgrenzen. Die berufliche Wiedereingliederung sollte während der gesamten Therapie berücksichtigt werden, konkret zum Therapieende realisiert werden können. Dies könnte (im günstigsten Fall) die Vorbereitung zur Wiederbesetzung des alten Arbeitsplatzes, falls der noch erhalten ist, sein; es könnten aber auch u.U. neue Wege (Ausbildung, Umschulung, Reha-Maßnahme) nötig sein, oder es wird ein neuer Arbeitsplatz gesucht. Dies beinhaltet u.a. Einüben von Bewerbungsschreiben, Lebensläufen, u.U. auch hier Rollenspiel bezüglich anstehender Vorstellungsgespräche.

Durchführung

Alsbald nach der Aufnahme von PatientInnen sollte eine gründliche Erhebung der Daten erfolgen, die für die Ergotherapie von Bedeutung sind.

Diese Erhebung hat gleichzeitig den Vorteil, daß sich PatientIn und BehandlerIn kennenlernen; der persönliche Kontakt zu Beginn kann mitunter positiv dazu beitragen, bestimmte „Hemmschwellen" abzubauen.

Auch sollte im Erstgespräch erfragt werden, welche Vorstellungen der/die PatientIn bezüglich des Therapieaufenthaltes hat, wo und/oder wie sollten sich Veränderungen ergeben?

Für die Datenerhebung bietet sich ein Formblatt an, das individuell erstellt werden kann, bestimmte Daten aber doch enthalten sollte.

Das folgende Formblatt erhebt nicht den Anspruch auf Vollständigkeit hat sich aber in meiner Praxis bewährt und kann als Muster hilfreich sein.

Muster

Informationsbogen für die Ergotherapie

Name: _____ Vorname: _____

Geburtsdatum:_____ Alter: _____ Heimatort _____

Datum der Aufname: _____ geplante Entlassung: _____

zust. GruppentherapeutIn: _____

*********************************** ***********************************

Erste Therapie: 0 ja   0 nein* Therapieerfahrung:

    Anzahl abgeschlossen:_____

    regulär beendet: _____

Grundberuf: _____   letzte Tätigkeit:_____

Besteht ein Arbeitsverhältnis: Anspruch auf:

0 ja 0 nein*   ALG: 0 ja 0 nein*

wenn ja, ist ggf. mit einer Kündigung   ALH: 0 ja 0 nein*

zu rechnen: 0 ja 0 nein*   Sozialhilfe: 0 ja 0 nein*

Auflage des Arbeitgebers: 0 ja 0 nein*   Sonstige: _____

Führerscheinentzug: 0 ja 0 nein Führerschein: 0 ja 0 nein*

*********************************** ***********************************

Aus eigener Sicht gesundheitliche Besteht ggf. ein Anspruch auf:

Einschränkungen und zwar: _____ Reha-Leistung: 0 ja 0 nein*

_____ Umschulung: 0 ja 0 nein*

_____ sonstige Ansprüche: _____

Hobbys, Interessen: _____ _____

_____ Sportliche Aktivitäten:_____

_____ _____

Welche Vorstellungen, bezüglich der _____

Ergotherapie, existieren?: _____ Was sollte in der Therapie Verände-

_____ rung bringen?: _____

_____ _____

_____ _____

_____ _____

Erstgespräch geführt am: Unterschrift:

_____ _____

*= Zutreffendes bitte ankreuzen

Diese Daten können während des Behandlungsverlaufes als Orientierung dienen.

Die Ziele in der Ergotherapie sollten schwerpunktmäßig mit den PatientInnen besprochen und auch u.U. erklärt werden, andererseits müssen sich die Ziele mit denen der mitbehandelnden TherapeutInnen decken, der Transfer über etwaige Veränderungen jederzeit gewährleistet sein (haben wir die gleichen Ziele, gibt es ggf. unterschiedliche Meinungen hierüber u.s.w.).

Einer der wohl wichtigsten Punkte im Behandlungsplan ist die klare Struktur des Tagesablaufes im Klinikalltag. In einer gut organisierten Facheinrichtung besteht i.d.R. ein fester Tagesablauf, durchterminiert für die gesamte laufende Woche. Als Beispiel:

Tagesablauf:	
07.00 Uhr	Wecken
07.30 Uhr	Frühsport (15 Min.)
08.00 Uhr	Frühstück
08.45 Uhr	Betten machen, Reinigungsdienste
09.30 Uhr	Gesprächsgruppen, Psychotherapie
11.00 Uhr	Ergotherapie
13.00 Uhr	Mittagspause
14.00 Uhr	Gestaltungstherapie
16.00 Uhr	Sport, Spaziergänge
18.00 Uhr	Abendessen
19.00 Uhr	Plenum, Tagesrückblick
20.00 Uhr	Freizeit zur freien Verfügung
23.00 Uhr	Bettruhe

Gerade zu Beginn der Therapie ist es für viele PatientInnen recht schwierig, sich in den klinischen Tagesablauf einzugewöhnen.

Da neigen alkohol- und medikamentenabhängige PatientInnen schnell dazu, eine eigene Wertung hinsichtlich der einzelnen Therapieeinheiten einzubringen.

Die Skala der nun folgenden Wertungen erhebt nicht den Anspruch auf Vollzähligkeit, sie ist ein Teil, den ich aus meiner Praxis kenne und ist sicherlich weiter „ausbaufähig"". Die Wertung der PatientInnen beginnt in der Regel mit der Frage:

„Welche Veranstaltung in der Therapie bringt mir etwas, welche ist *wichtig, weniger wichtig,* welche *gar unwichtig?*"

Also wird zunächst einmal streng sortiert und die einzelnen Einheiten bekommen ihre Wertung.

Gruppengespräche und Psychotherapie:

„nimmt einen wichtigen Platz ein",
(„man" kann ja vielleicht doch etwas dazulernen...)

Ergotherapie:

„kann nicht so wichtig sein",
(mit meiner Arbeit hatte ich doch *nie* Probleme, basteln kann ich doch auch zu Hause...)

Frühsport:

„ist absolut unwichtig",
(wer sich so etwas bloß ausdenkt, würde ich daheim nie machen, lächerlich...)

Reinigungsdienst:

„ist ja wohl das Letzte",
(*ich* und den Dreck der anderen weg machen, ich glaube, ich träume...)

Freizeitveranstaltungen:

„endlich mal etwas Wichtiges",
(Fun, Spaß haben, nicht über Therapie reden, keine Probleme wälzen, ja das gefällt mir...)

Kurioserweise ist für etliche PatientInnen die Einheit der Ergotherapie, der *Beschäftigungs- und Arbeitstherapie* von vornherein **negativ** besetzt. Auf Nachfragen kann keine definitive Begründung gegeben werden – „aber *man* hat da schon dieses und jenes, von dieser oder jenem gehört und überhaupt...". Überwiegend sind es letztlich Aussagen von *irgendwelchen* PatientInnen die *irgendwo* Therapie gemacht haben, i.d.R. ihre Therapie nicht regulär beendeten und ihre Erfahrungen, so negativ als möglich, gern weitergeben (frei nach der Devise, die Einrichtungen sind schuld das ich wieder rückfällig wurde).

Es erscheint recht sinnvoll, diese Botschaften der PatientInnen nicht zu überhören, darauf einzugehen und den Sinn einer ergotherapeutischen Behandlung zu erläutern, um mit einem relativ kurzen Zeitaufwand eine letztlich unbegründete Skepsis oder Furcht zu nehmen.

Unabhängig davon ist die Motivation von PatientInnen hinsichtlich der Gesamttherapie, hier im speziellen der Ergotherapie, oft wenig ausgeprägt, gar nicht vorhanden, kann aber durchaus während der Behandlung entstehen.

An dieser Stelle möchte ich erwähnen, das die Motiviertheit nicht nur an PatientInnen liegt, sondern auch an behandelnden TherapeutInnen.

In wieweit PatientInnen motiviert sind, läßt sich recht gut an folgenden Kriterien messen:

> – Anwesenheit,
> – Einhaltung der Arbeitszeit und der Pausen,
> – Bemühungen,
> – Bereitschaft zeigen neue Aufgaben auszuprobieren,
> – Antrieb,
> – Interesse,

um nur einige zu nennen.

Den theoretischen Begriff der Motivation möchte ich anhand eines Schemas darstellen (siehe S. 92).

In wieweit Motivation vorliegt, läßt sich optimal in der Eingangsphase beobachten. Der Beobachtungszeitraum sollte zwischen zwei bis maximal vier Wochen liegen; eine über diese Zeit hinaus gemachte Beobachtung könnte bei der/dem BeobachterIn zu Unsicherheit und/oder Unklarheit führen.

Um eine Beurteilung hinsichtlich des Verhaltens während der Beschäftigung stellen zu können, erscheint es sinnvoll, folgende Punkte gezielt zu überprüfen:

> – wie hält sich der/die PatientIn an Absprachen und Vorgaben,
> – wird die Planung so eingehalten und ausgeführt, wie es miteinander besprochen wurde – oder gibt es weitschweifige Abwandlungen, einen falschen Umgang mit dem Material,
> – entspricht die tatsächliche Leistung der Norm oder liegt sie weit darunter / darüber,
> – wie ist das Arbeitstempo, wird die Tätigkeit oft durch Pausen unterbrochen, entstehen häufig Fehler u.s.w. ?

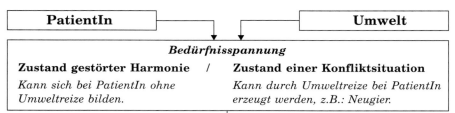

Motivation

| PatientIn | | Umwelt |

Bedürfnisspannung

Zustand gestörter Harmonie   /   **Zustand einer Konfliktsituation**

Kann sich bei PatientIn ohne
Umweltreize bilden.

Kann durch Umweltreize bei PatientIn
erzeugt werden, z.B.: Neugier.

Motivation

Der Spannungszustand treibt zur Aktivität, mit dem Ziel die Bedürfnisspannung zu reduzieren, die gestörte Harmonie wiederherzustellen.

Motivation ist ein Zustand des Angetriebenseins, in dem sich Motive
manifestieren, die auf die Reduktion von Bedürfnisspannung abzielen.
Die Intensität der Motivation ist abhängig vom Grad
der Bedürfnisspannung.

als

Primäre Motivation*

Aktivität um der Aktivität willen.
Lernen um des Lernens willen.
Lernen als ursprüngliches
Bedürfnis.
Lernen aus dem lustbetonten
Erlebnis heraus.

Der Grad der Befriedigung steigt
direkt mit der Zahl der primär
motivierten Handlungen.
Primär motiviertes Lernen ist
intensiveres Lernen und vermittelt
intensivere Befriedigung.
(Mathe um der Mathe willen)

Sekundäre Motivation*

Aktivität als Mittel zum Zweck,
Lernen „um....zu".
Lernen um der Zensur willen.
Der Zweck liegt außerhalb des Lern-
bereiches, z.B.: Mathematik des
Lehrers wegen.

* = Oft durchdringen sich die beiden
Motivarten

Überführung von sekundärer in primäre Motivation

Durch Manipulation ist die Umwandlung von sekundärer Motivation in
primäre *Motivation* möglich:

a) „unter der Voraussetzung, daß ein organischer Zusammenhang zwischen
den Mitteln und dem Zweck besteht,
und

b) daß ferner vom Lernenden durch Erfolgserlebnisse die Annäherung
(Assoziation) der Mittel an den Zweck erlebt wird".

Ein weiterer wesentlicher Punkt wäre – abgesehen von der „Arbeitsausführung" – das soziale Verhalten.

Wie gestaltet sich die Beziehung zwischen PatientIn und TherapeutIn, PatientIn und MitpatientInnen, welches Verhalten wird an den Tag gelegt, in wieweit findet eine Beeinflussung durch den *Arbeitsauftrag* statt? Wie agiert der/die PatientIn als Persönlichkeit?

Es könnte sein, daß gegen das Werkstück / Arbeitsgegenstand Aggressionen gezeigt werden, oder Aggressionen gegen die Gruppe, TherapeutInnen und / oder gegen die eigene Person sichtbar werden. Es könnte auch eine Absonderung von der Gruppe stattfinden, wie auch das genaue Gegenteil – sich der Gruppe aufdrängen oder auch den TherapeutInnen – so daß Aufmerksamkeit hervorgerufen wird.

Die Ergebnisse der Beobachtung sollten in jedem Fall *allen* mitbehandelnden TherapeutInnen mitgeteilt werden. Die Informationen des multidisziplinären Teams an die Ergotherapie über ihre Wahrnehmungen und die eigenen Wahrnehmungen, können ein Bild ergeben, bei dem es sich u.U. zeigt, ob z.B. Therapieziele neu formuliert werden sollten.

Der Aufenthalt in den Facheinrichtungen zur Behandlung von Alkohol- und Medikamentenabhängigen ist i.d.R. zeitlich begrenzt (6 Wochen bis 6 Monate, je nach Einrichtung und Konzept) und allein aus diesem Grund scheint eine **Beschäftigungsphase** mit **Arbeitscharakter** ein sinnvoller Vorlauf zur **Arbeitstherapie** zu sein.
Ein Großteil der PatientInnen nimmt doch unmittelbar nach ihrer Therapie eine berufliche Tätigkeit auf oder ist bemüht einen Arbeitsplatz zu finden.

Das Therapieziel zu der folgenden Arbeit war: **kurzfristig** ein Ziel zu erreichen mit einem verwertbaren Arbeitsergebnis, um **mittelfristig** besser mit dem Material Holz umgehen zu können* und **langfristig** über die gemachten Erfahrungen mehr Selbstvertrauen zu bekommen, ein besseres Selbstwertgefühl zu entwickeln, (wieder) selbständig zu arbeiten.

Schon im Eingangsgespräch hatte mir der Patient gesagt, daß er gern einmal etwas „Handwerkliches" machen möchte. In bezug auf seine Kindheit und Jugend wurde ihm sehr oft von seinem Vater vermit-

---

* Der Patient hatte zuvor noch nicht mit Holz gearbeitet (Beruf: Industriekaufmann), zeigte aber starkes Interesse zur Mitarbeit beim Bau eines Etagenbettes, welches als Gruppenprojekt für einen späteren Zeitpunkt besprochen und in Planung war.

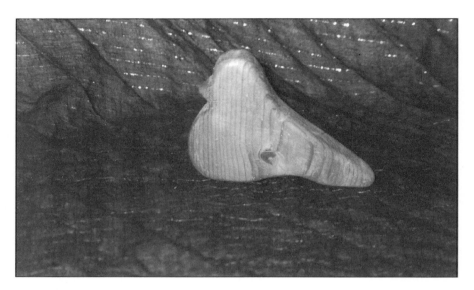

Vogel aus Holz. (Arbeit eines 33jährigen alkoholabhängigen Patienten.)

telt: „Laß bloß die Finger von solchen Sachen, du hast ja keine Ahnung, du hast zwei linke Hände...", kurz, er wurde diesbezüglich *nie* gefördert und traute sich dementsprechend wenig bzw. gar nichts zu auf diesem Gebiet. In der „nassen" Zeit hatte er sich nie näher mit dem Thema auseinandergesetzt, sah aber in der Einrichtung für sich neue Möglichkeiten, etwas auszuprobieren.

Bei einer Gruppenbesprechung wurde seitens der PatientInnen ein Vorschlag gemacht, in einem PatientInnenzimmer ein Etagenbett zu bauen, um den dann unten verbleibenden Platz besser nutzen zu können. Der Vorschlag traf nicht nur bei mir auf offene Ohren, sondern auch bei dem schon erwähnten Patienten. Begeistert wollte er sich an diesem Projekt beteiligen und war sichtlich enttäuscht, ja verärgert, als ich ihm mitteilte, daß ich prinzipiell nichts gegen seine Beteiligung hätte, mich aber zuvor von seinen „handwerklichen Fähigkeiten" überzeugen wollte. Als ich ihm vorschlug, einen Vogel aus Holz zu erstellen, um den Umgang mit den gängigsten Werkzeugen kennenzulernen, war er wenig begeistert und lehnte in dieser Einheit die Tätigkeit ab.

Als ich die nächste Einheit vorbereitete, legte ich u.a. Skizzenblock, Bleistift, ein Stück Fichtenholz, Fuchsschwanz, Feinsäge, Raspel, Halbrundfeile, Stechbeitel, Schleifpapier in verschiedenen Körnungen und Holzwachs auf eine Werkbank, dazu ein Fachbuch über Tierfiguren aus Holz. Als die Gruppe in der Ergotherapie eintraf, nahm ich den Patienten beiseite und erklärte ihm ausführlich, wie diese Werkzeuge einzusetzen sind, u.a. auch bei „größeren" Arbeiten, z.B. beim Bau eines Etagenbettes. *Patientenoriginalton* zu meinen Ausführungen: „Ich verstehe den Sinn immer noch nicht, solch einen Sch...vogel zu machen, aber ich mach es". Als Zeitplan (Skizze erstellen, Aufriß / Holz, sägen, stemmen, raspeln, feilen, schleifen, wachsen) verabredeten wir zunächst vier Einheiten Ergotherapie, eine Einheit beinhaltet zwei Zeitstunden.

Bei fast allen anfallenden Bearbeitungen kam es dann zu kleineren oder größeren Schwierigkeiten, zu häufigen Nachfragen und zum „Zeigen", wie mit welchem Werkzeug gearbeitet werden kann.

Die Zeitplanung (bei der Besprechung der Zeitplanung ging der Patient von zunächst zwei, höchstens drei Stunden aus, der Vorschlag von vier Einheiten wurde „lächelnd" zur Kenntnis genommen) wurde nicht eingehalten. Bis zum Abschluß waren weitere zwei komplette Einheiten nötig.

Zu meiner Arbeitsweise gehört u.a., daß ich mir in der letzten Stunde (einer Einheit) einer Woche gezielt Zeit und Raum nehme, um mit PatientInnen die „Egotherapiewoche" zu reflektieren. In diesem Rahmen finden viele „Kleinigkeiten" Platz, die ggf. im regulären Alltag untergehen; u.a. wird hier gezielt auf die entstandenen Schwierigkeiten bei einem Projekt eingegangen und Lösungsmöglichkeiten erarbeitet.

Während einer dieser Wochenreflexionen thematisierte der o.a. Patient seine Tätigkeit und den damit verbundenen Umgang. Er berichtete von „seiner Erfahrung" mit dem Werkstück, sprach über **Selbstüberschätzung** (hätte nie gedacht, daß das so lange dauert), **Wut** und **Aggression** (Sch...Therapeut, aber auch gegen sich – warum habe ich so etwas bloß angefangen?), **Resignation** (am liebsten in die Ecke knallen), sich nicht verstanden fühlen (warum konnte ich nicht etwas anderes, neues machen?) **Traurigkeit,** weil nicht alles so gelang, wie er es sich vorstellte (vielleicht hatte Papa doch recht...) **Ausweichen** (die vielen Pausen haben mir Luft gegeben, da mußte ich mich nicht auseinandersetzen) und „wenn ich jetzt 'draußen' gewesen wäre, hätte ich wahrscheinlich gesoffen".

Die MitpatientInnen und ich konnten ihn trotz seiner „miesen"
Grundstimmung motivieren, ein ähnliches Stück neu zu schaffen –
unter anderen Gesichtspunkten: aus den gemachten Erfahrungen lernen, sich nicht selbst zu überfordern, die eigenen Ansprüche realistischer zu betrachten, die Flinte nicht so schnell ins Korn zu werfen,
statt über sich wütend zu sein, den Dialog *und* Hilfe zu suchen und
anzunehmen, die Traurigkeit zuzulassen, aber *nicht* nur den Vater
verantwortlich machen, sondern Verantwortung für das eigene Tun
übernehmen.

Daß diese Probleme „draußen" im alkoholisierten Zustand geendet hätten, wäre bezüglich seiner Vergangenheit noch nachvollziehbar, für
die Zukunft hat er in der Einrichtung eine Erfahrung gemacht, die
ihm zeigt, daß solche „Probleme" auch *trocken* lösbar sind – im Rahmen einer ehrlichen Auseinandersetzung und Aussprache, in der er
sich selbst eingesteht, nicht in allem perfekt zu sein.

Der Patient bearbeitete ein zweites Werkstück, einen Elefanten aus
Holz. Die Planung und die Ausführung wurde, im Rahmen des Zeit-
planes (vier Einheiten, von ihm selbst vorgeschlagen) eingehalten, das
Ergebnis war o.k.

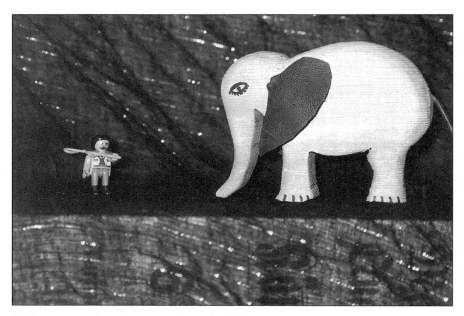

Elefant aus Holz (Dompteur dient der Dekoration). Arbeit eines 33jährigen
alkoholabhängigen Patienten.

Nach dieser „Einführung" in die Holzbearbeitung (der Patient schien wesentlich zuversichtlicher, hatte sein Erfolgserlebnis *über* die Arbeit mit dem Elefanten), zeigte ich dem Patienten, welche Möglichkeiten es gibt Holzverbindungen herzustellen.

Im Laufe der Zeit hatte ich den Eindruck, daß sowohl die manuelle Geschicklichkeit als auch das Aufgabenverständnis so weit waren, daß nun ein „größeres" Projekt angegangen werden konnte.

Dem Bau eines Etagenbettes, an dem dieser Patient beteiligt wurde, stand nichts mehr im Weg.

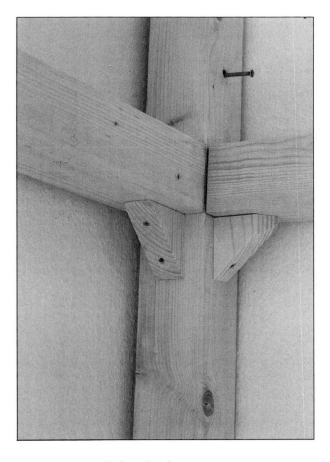

Gezapfte und ausgestemmte Holzverbindung

Die Arbeit machte allen Beteiligten viel Spaß, und der von mir schon zuvor näher erwähnte Patient war der Meinung, daß er seit langer Zeit endlich einmal wieder etwas „Sinnvolles" getan hätte. Es waren auch andere beteiligte PatientInnen seiner Meinung. Bei diesem Projekt hielten auch alle bis zur endgültigen Fertigstellung durch (die Projektgruppe bestand aus vier Männern, zwei Frauen).

Keiner der PatientInnen hatte einen holzverarbeitenden Beruf und ich finde, daß sich ihr erstelltes Werk sehen lassen kann. Eine qualitativ gute und schöne Arbeit.

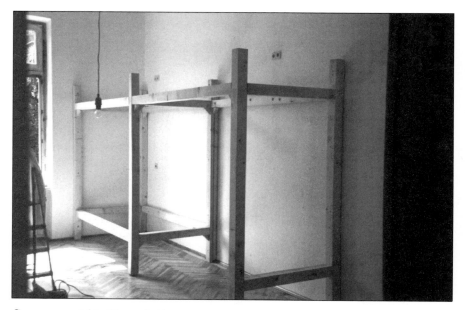

Gruppenprojekt: Etagenbett

Hinsichtlich der Beschäftigungsphase mit Arbeitscharakter sind einige Voraussetzungen zu erfüllen:

- Die Unverbindlichkeit der Beschäftigung entfällt, bzw. sie sollte nicht aufrecht erhalten werden.
- Raum, Ort und Zeit sowie der Arbeitsauftrag sollten individuell mit den beteiligten PatientInnen besprochen, festgelegt und überprüft werden. Die PatientInnen werden lernen, angefangene Tätigkeiten fertigzustellen und zwar unter realistischen Aspekten.

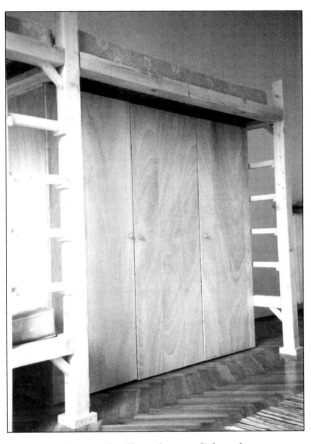

Gruppenprojekt Etagenbett und selbstgebauter Schrank.

Häufig höre ich von PatientInnen: „Mit der Arbeit hatte ich *nie* Schwierigkeiten, da hat immer alles gut geklappt". Es mag sogar bei einigen stimmen – bei einem Großteil jedoch nicht.

Während ihrer sogenannten „nassen Phase" gab es oft genügend Schwierigkeiten, auch am Arbeitsplatz. Durch den Alkoholkonsum war jedoch die Wahrnehmungsfähigkeit eingeschränkt und im Laufe der Zeit haben sich etliche *negative* Verhaltensweisen manifestiert. Termine wurden nicht mehr eingehalten, Absprachen hatten nicht mehr *den* verbindlichen Charakter. Die Qualität ließ zu wünschen übrig, soziale Kontakte zu ArbeitskollegInnen wurden vernachlässigt, die Arbeitshaltung ließ merklich nach.

In der Therapiesituation werden diese Dinge gern verdrängt und die PatientInnen neigen dann schnell zur Selbstüberschätzung, aber auch zur Unterschätzung der eigenen Fähigkeiten.

Hier kann durch die Ergotherapie gezielt interveniert werden. In den meisten Facheinrichtungen besteht die Möglichkeit, anhand der meist vorhandenen Werkzeuge, Maschinen und Materialien, einen Teil der Arbeitswelt ausschnittweise real nachzubilden, um ein nach diagnostischen und therapeutischen Aspekten individuelles Übungsfeld zu schaffen.

Auch wenn ein Arbeitsergebnis nicht *so* aussieht, wie es hätte sein sollen, ist es wichtig, die PatientInnen derart zu ermutigen, daß sie weitermachen. Klare, verständliche Anleitungen und die regelmäßige Bewertung der erzielten Leistungen und des Arbeitsverhaltens, können sich dann positiv auswirken.

Die Gruppe in der Ergotherapie

Die ergotherapeutische Situation stimmt hinsichtlich der Gruppenbeeinflussung mit den Ausgangspunkten der sozialen Gruppenarbeit überein. Zur Veranschaulichung dieser These eine Definition von sozialer Gruppenarbeit:

> (Helen M. PHILIPS, Essentials of social groupwork skills, 1957, – Association Press, New York)
>
> „Mitgliedern einer Gruppe zu helfen, sich selbst zu werden, zu einem Selbstwertgefühl zu finden und ihnen über die Teilnahme an der Gruppe zu helfen, ihre potentiellen Fähigkeiten zu entdecken, zu benutzen und zu entfalten, so daß sie zu anderen Gruppenmitgliedern, TherapeutInnen der Einrichtung sowie der Gemeinschaft eine befriedigendere Beziehung aufbauen können".

Eine Gruppe kann aus zwei oder mehreren Menschen bestehen, die für eine bestimmte Zeit, zu einem bestimmten Zweck zusammen kommen. Die natürliche Ausgangssituation und die spontanen Entwicklungsmöglichkeiten des Individuums, die diese Formulierung der Definition nahelegt, korrespondiert deutlich mit dem, was beim Geschehen in der Ergotherapie nötig ist.

Die Ausrichtung auf ein Ziel hin ist durchaus vorhanden und zwar im Arbeitsprozeß, wird aber nicht als Hauptmotiv gehandhabt. Gerade bei der Behandlung von alkohol- und medikamentenabhängigen

PatientInnen geht es um das Hier und Heute, realorientiert, weniger darum den Gruppenprozeß um der Gruppe willen methodisch und zielbewußt aufzubauen. Dennoch sind auch hier Komponenten einer methodischen Anwendung des Gruppengeschehens vorhanden. Jede Gruppe hat ein Ziel (in diesem Fall: abstinent leben) und wenn sich jemand mit der Zielsetzung identifiziert, *gehört* er/sie zur Gruppe, möchte Mitglied dieser Gemeinschaft sein.

Formell oder informell verfügt jede Gruppe über eine Leitung. Formell ist die Gruppenleitung in den Händen der zuständigen Betreuung (TherapeutIn), informell *wählt* die Gruppe eine Leitung aus den eigenen Reihen.

PatientInnengruppen neigen untereinander schnell zu einem „Wir-Gefühl" und vermitteln dementsprechend ihr Bild an die Außenwelt. Schnell entstehen **Parteien** und **Rollen**:

> **Wir** *(PatientInnen)* **müssen das machen,**
> **was ihr** *(TherapeutInnen)* **uns vorgebt.**

Es entsteht mitunter eine *falsche Solidarität* unter den PatientInnen, frei nach der Devise: wir sind stark, von denen lassen wir uns doch nichts sagen, wir bleiben unter uns, wir verstehen uns – die verstehen uns ja doch nicht. Unter PatientInnen gibt es immer wieder einen sogenannten *„Ehrenkodex"*, der heißt: ein Gruppenmitglied wird nicht verraten, verzinkt, angeschwärzt – wir halten zusammen, wir halten dicht.

Ein Beispiel:

Ein Patient verschläft mehrmals, entschuldigt sich, er sei nicht geweckt worden.

– *Der Patient übernimmt keine Verantwortung für sich, er wurde geweckt – aber die Verantwortlichen schweigen.*

Der gleiche Patient hat gute Ausreden, warum er verabredete Sachen nicht eingehalten, erledigt oder verschoben hat.

– *Der Patient kennt die „wahren" Gründe und verstrickt sich in Lügen, die Gruppe kennt ebenfalls die „wahren" Gründe, benennt sie aber nicht und schweigt.*

Der Patient beginnt, sein Äußeres zu vernachlässigen.

– *Der Patient verfällt in alte Verhaltensmuster, die Gruppe schützt ihn: „ist doch nicht so schlimm, unrasiert zu sein".*

Der Patient umgeht die Hausordnung.

– *Der Patient bricht Regeln, die Gruppe schaut gelassen zu – macht doch jeder!*

Dem Fachmann/der Fachfrau ist hier längst klar: alte Verhaltensweisen werden gelebt (beibehalten oder nicht abgelegt) und ein Rückfall ist u.U. in Vorbereitung und die Gruppe hat dann mit ihrer „Hilfe" dazu beigetragen, daß es soweit kommen konnte.

Oftmals sind sie sich der Tragweite ihres „Zusammenhaltes" nicht bewußt, die Folgen, die sich ergeben können, werden gerne bagatellisiert, verharmlost.

Es gibt glücklicherweise Gruppen, die anders reagieren, deren Frühwarnsystem funktioniert, die bestimmte Signale erkennen und entsprechend handeln, die die Situation offenlegen und die Gefährlichkeit des Handelns reflektieren.

Regeln

In jeder gut funktionierenden Einrichtung existieren bestimmte Grundregeln, die von PatientInnen einzuhalten sind, um sowohl einen reibungslosen Tagesablauf zu gewährleisten als auch den PatientInnen die nötige Struktur (wieder) zu vermitteln. Das Regelwerk beinhaltet meist Punkte, die eigentlich verständlich sind, i.d.R. bei PatientInnen aber immer wieder zu Diskussionen und Umgehen der Regeln führen.

Meist bestehen die Hausregeln aus folgenden Punkten:

– Suchtmittelverbot (Besitz, Genuß, etc.),

– Gewaltverbot (körperliche/psychische),

– Pünktliche Teilnahme an allen therapeutischen Veranstaltungen,

– Einhalten des Therapieplanes,

– u.s.w.

Die o.a. Punkte sind die überwiegenden Standardregeln; ergänzende Regeln variieren von Einrichtung zu Einrichtung.

Sicherlich kann oder sollte nicht alles reglementiert werden, die Erfahrung sagt aber, daß bestimmte Regeln einfach **notwendig** sind – auch in der Ergotherapie, z.B.:

Pünktlichkeit: Pünktliches Beginnen, Beenden, Einhalten von Pausen.

Teilnahmepflicht: Ergotherapie als konzeptioneller Bestandteil sollte für *alle* PatientInnen einen verpflichtenden Charakter haben.

Ordnungsdienst: Einsatz von PatientInnen als Verantwortliche für die Sauberkeit, Werkzeug, etc.

Zur Schaffung, resp. Aufrechterhaltung von Struktur ist es sehr sinnvoll **nicht** mit PatientInnen über den Sinn einer Regel zu diskutieren; da steht man als TherapeutIn in der Situation: „Wer hat das bessere Argument?" – außerdem verunsichert solch eine Verfahrensweise – die Klarheit geht u.U. verloren. Optimaler wäre, in Erfahrung zu bringen, was es dem/der PatientIn so schwer macht, eine Regel **einzuhalten**. Gerade wenn bestimmte Regeln wiederholt nicht eingehalten werden, sollte genauer hingesehen werden.

Als Merksatz könnte dienlich sein:

Nicht über einen inhaltlichen Grund einer Regel diskutieren,
Verlangen der Akzeptanz das diese Regel besteht.
Was macht das Einhalten so schwierig?!

Selbstverständnis

An dieser Stelle möchte ich darauf verweisen, daß die Ergotherapie sich vom Selbstverständnis her als einen Teil eines multiprofessionellen Teams in der multifunktionalen Teamarbeit sieht. Das heißt, der Kontakt und Informationsaustausch mit dem therapeutischen Team in der Einrichtung erleichtert allen Beteiligten die Arbeit und sollte nach Möglichkeit regelmäßig stattfinden. Sämtliche BehandlerInnen nehmen die PatientInnen im Lauf der Behandlung auf *ihre* Art wahr, bekommen einen Ausschnitt mit und können sich ein entsprechendes Bild machen. Kommen andere Informationen hinzu, ergibt sich wie bei einem Puzzle langsam ein Gesamteindruck.

Gerade im ergotherapeutischen Prozeß zeigen sich PatientInnen hinsichtlich ihres Sozial- und Arbeitsverhaltens, ihres Umgangs miteinander und eines Arbeitsergebnisses (real sichtbar) echt. Hier ist seitens der PatientInnen Handeln angesagt, welches auch gleich überprüfbar ist und wo die zuständigen BehandlerInnen ebenfalls gleich handlungsaktiv werden können.

Die daraus abgeleiteten Beobachtungen und Wahrnehmungen, weitergeleitet an die mitbehandelnden Disziplinen, sind in der therapeutischen Arbeit enorm wichtig und stellen auch den Wert der Ergotherapie dar, die, wie ich schon anderer Stelle erwähnte, einen großen und wichtigen Platz im Gesamtbehandlungsplan einnimmt.

Der Umgang

Wie können die zuständigen BehandlerInnen in der Ergotherapie am besten auf ein Gruppe einwirken? Durch Empathie, Achtung, Wahrhaftigkeit, Konkretheit der Gruppe gegenüber, sich selbst hinterfragen – Selbsterforschung, sich und die eigenen Entscheidungen in Frage zu stellen. Trotz Gruppensituation ist jede(r) PatientIn ein Individuum und sollte auch so angenommen und akzeptiert werden.

Akzeptierung

Akzeptierung **muß** eine Grundhaltung sein. Für TherapeutInnen bedeutet es, daß „man" unbelastet von der Überlegung sein muß, ob „man" in der Gruppe (bei Einzelnen) akzeptiert wird oder nicht. Als Berufsanfänger hatte ich damals auch die Gedanken: „Akzeptieren sie mich nun oder nicht?", es hat mich (und sicher auch die Gruppe) nur verunsichert. Als ich mein *Problem* in der fachlichen Supervision vortrug, sagte mir u.a. eine Kollegin mit langjähriger Erfahrung einen für mich sehr wichtigen Satz: „Akzeptiere die Gruppe wie sie ist, denke nicht, die Gruppe muß dich mögen – wenn du sie akzeptierst, *werden* sie dich akzeptieren".

Ist die Belastung der Überlegung verschwunden, sind auch Energien frei, die nötig sind mit einer Gruppe umzugehen. Oft ist der eigene Anspruch sehr hoch; viele wollen eine *„gute"* und *„funktionierende"* Gruppe haben.

Auch meinen TherapeutInnen oft vorschnell, keinen Erfolg zu haben, weil eine Gruppe nicht *„läuft"* oder *„aggressiv"* ist. Es entwickelt sich mitunter auch ein Gefühl, sich persönlich bei KollegInnen / Vorgesetzten lächerlich zu machen, selbst nicht zu funktionieren.

Wird auf dieses „Risiko", daß Gruppen nicht immer laufen oder aggressiv sind, eingegangen, besteht die Möglichkeit, entspannter und freier mit der Situation umgehen zu können und auch mehr Sicherheit zu spüren – was sich letztlich auch beruhigend und aggressionsmindernd auf die Gruppe auswirken kann.

Die demokratische Miteinbeziehung der Gruppe kann sich recht positiv erweisen, „man" sollte sich hinterfragen: „Ist meine Meinung wirklich immer die einzig wahre?".

Beziehungen

Die Koordination von vorhandenen Möglichkeiten und Kräften sowie das „in Gang" bringen von Interaktionen, gehört zu den Aufgaben in der ergotherapeutischen Arbeit. Dazu gehört selbstverständlich auch Beziehungen einzugehen.

In der Gruppe bestehen mehrere Möglichkeiten:

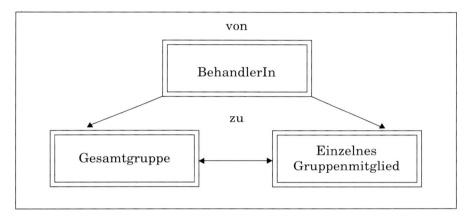

BehandlerInnen sollten in der Lage sein, die Beziehungen einzuschätzen, zu beurteilen und ggf. auch einzugreifen, d.h., auch eine Beziehung abzubremsen oder gar zu unterbrechen, wenn es die Situation erforderlich macht.

Gerade die Beziehung TherapeutIn – Gesamtgruppe/Einzelmitglied bedarf der häufigen objektiven Überprüfung, da sich im therapeutischen Prozeß je nach Situation/PatientInnen entweder zuviel Nähe oder zuviel Distanz entwickeln kann. Als Forum der Überprüfung, neben der Eigenreflexion, bietet sich hier sowohl die fachliche Supervision als auch die Fallbesprechung im Gesamtteam an.

BehandlerInnen sollten auch Schutzfunktionen für einzelne Gruppenmitglieder übernehmen. In den einzelnen Gruppenrollen gibt es immer wieder auch „Eigenbrödler" und „Quertreiber" die von der Gruppe nicht akzeptiert und hinausgedrängt werden. In jedem Fall muß hier der Gruppe deutlich gemacht werden, wo die Grenzen liegen.

Grenzen aufzuzeigen heißt dann auch, klare Stellung gegenüber der Gruppe zum Schutz des einzelnen zu beziehen; hier sollte auch der Gruppe verdeutlicht werden:

Gewalt, weder körperliche noch psychische, ist kein geeignetes Mittel der Auseinandersetzung und darf nicht zur Ausführung gelangen. Diskriminierende Bemerkungen und gegen Frauen oder Ausländer gerichtete Witze gehören weder in einen therapeutischen Prozeß (noch sonstwohin). Die Haltung der Gruppenmitglieder sollte derart beeinflußt werden, daß **Achtung voreinander** entsteht, eine(n) andere(n) so anzunehmen wie er/sie ist, *ohne* zu verletzen.

Positive Erfahrungen durfte ich machen, indem ich Gruppen gleich zu Beginn von Vorbereitungen mit in die Planung einbezogen habe. Änderungen, die sich im Lauf eines Projekts ergaben, wurden demokratisch mit der Gruppe besprochen und entschieden, die Gruppe fühlte sich ernstgenommen. Es bietet sich oftmals auch an, die Gruppe dadurch zu motivieren, daß sie Beschlüsse selbst erarbeitet und durchführt.

Ein Beispiel:

Eine Therapiegruppe unserer Einrichtung „hing" bezüglich Ergotherapie (aber auch der anderen therapeutischen Veranstaltungen) durch; wenig Motivation, auf Neudeutsch „keiner hatte Bock etwas zu machen". Aussagen wie: „mich ödet hier alles an", machten mich hellhörig und ich fragte nach Details. Unter anderem wurde dabei der räumliche Zustand des Aufenthaltsraumes dieser Gruppe thematisiert. „Hier kann man sich doch nicht wohl fühlen, diese 'häßliche' Farbe der Decke und Wände, die 'häßlichen' Polsterbezüge, u.s.w.".

Bevor dieses „Problem" zu meinem wurde, gab ich es an die Gruppe zurück: „Es ist euer Raum in dem ihr mehrere Monate eurer *aktiven Lebenszeit* verbringt, was hindert euch daran, es auch gemütlich zu machen?".

Meine Zielsetzung war es, die Gruppe zu motivieren, etwas für *sich* zu tun. Ich stellte ihnen in Aussicht, wenn sie einen Raumanstrich ausführen wollten, Polsterbezüge nähen u.s.w., daß sie meine Unterstützung insofern hätten, als daß ich ihnen das notwendige Material besorgen würde. Die Ausführung sollte (mit vorheriger Planung) in Eigenverantwortung geschehen.

Anfangs noch zögernd, dann dynamisch entwickelte sich in der Gruppe eine Diskussion über das für und wider, wer welche Aufgabe (wenn überhaupt) übernehmen würde, wer traut sich was zu, etc. Zum Schluß stand fest: Gruppenbeschluß, der Raum wird renoviert.

Da der Raumanstrich einen größeren Zeitraum als die üblichen Ergotherapie-Einheiten beanspruchte, kam von der Gruppe der Vorschlag, am Wochenende zu arbeiten. Ehrlich gesagt, so wie ich die Gruppe in der letzten Zeit mit ihrem „Durchhänger" erlebt hatte, war ich nicht unbedingt überzeugt, daß am Wochenende viel geschehen würde. Nach Rücksprache mit den Kollegen, die Wochenenddienst hatten und die der Sache auch zustimmten, gab ich der Gruppe die Zusage „ihre Aktion" zu starten.

Was ich nicht erwartet hätte, war geschehen: in der gesamten Freizeit am Wochenende hatte es die Gruppe unter Beteiligung *aller* Gruppenmitglieder (6 Männer, zwei Frauen) geschafft und den Raum gestrichen, alles war sauber und aufgeräumt. Kaum hatte ich „Guten Morgen" gesagt und die Gruppe für ihre Leistung ehrlich gelobt, zeigte die Gruppe „wir haben wenig Zeit, wir müssen in die Ergotherapie". Um es zum Abschluß zu bringen: Der „Hänger" war weg, die Gruppe hatte *ihr* Projekt und war wieder motiviert, in die Ergotherapie zu gehen; in den anderen therapeutischen Veranstaltungen war ebenfalls eine positive Veränderung dieser Gruppe zu sehen.

Mit der Begleitung durch TherapeutInnen sollte es den Gruppenmitgliedern in einer Facheinrichtung zur Behandlung von Alkohol- und Medikamentenabhängigen möglich werden, innerhalb der Gruppensituation **sie selbst zu sein**, um dann aus der Gruppensituation heraus auch „draußen", in der Realität des Lebens, fähig zu sein, ihren Standort und ihre Möglichkeiten zur Entfaltung ausfindig zu machen.

Beurteilungen

Wie ich schon an anderen Stellen erwähnte, spielt die Beurteilung nach Beobachtung und Wahrnehmung eine wichtige Rolle im gesamten Therapieverlauf. TherapeutInnen sollten sowohl Gruppen als auch Situationen im Gruppenprozeß beobachten und evaluieren: Wie reagieren bestimmte Gruppenmitglieder auf bestimmte Verhaltensweisen von anderen Mitgliedern? Es gibt zahlreiche Möglichkeiten und Situationen, gezielt zu beobachten, es kann zu einer Wechselwirkung zwischen den Gruppenmitgliedern kommen. Unter Umständen wird durch das Verhalten einer bestimmten Person bei den anderen Personen *Interesse, Verwirrung* oder *Aggression* hervorgerufen.

Auch hier ist es natürlich wichtig, wie der/die TherapeutIn auf die Gruppe und die /den Einzelne(n) wirkt.

Hier sollte, neben der Beobachtung durch TherapeutInnen, die Eigenbeurteilung von PatientInnen erfragt werden, d.h. wie nehmen PatientInnen Situationen wahr, decken sich die Aussagen über die Wahrnehmung mit der Wahrnehmung des/der BehandlerIn?

> Eine Beobachtung sollte so objektiv als möglich wiedergegeben werden; hier ist wieder die Selbsterforschung von TherapeutInnen gefragt: „Was habe ich gesehen, was wollte ich sehen?".

Um das, was sich im Gruppenprozeß entwickelt besser nachhalten zu können, empfiehlt es sich, Protokolle anzufertigen, die nach bestimmten Schwerpunkten bewertet werden, um dann auch in der Dynamik (oder Stagnation) festzustellen: wo ist eine Veränderung eingetreten, was könnte verändert werden? Das folgende Muster kann in der praktischen Arbeit u.U. hilfreich sein.

Das Ausfüllen der Polaritätsskala erfolgt in der Tendenz: in Richtung plus = weiterhin beobachtbar, derzeit keine Intervention, in Richtung minus = gezielte Intervention, mit dem Ziel der raschen, positiven Veränderung.

Muster, Seite 1
Ergotherapie / Einschätzungsbogen

PatientIn: _____   **Beurteilungszeitraum:** _____

Gruppe: _____   **Fehlzeiten:** _____

Grundarbeitsfähigkeiten:

	+	1	2	3	4	5	–	
pünktlich		0	0	0	0	0		unpünktlich
hält Pausen ein		0	0	0	0	0		überzieht Pausen
mag Leerlaufzeiten		0	0	0	0	0		mag keine Leerlaufzeiten
versteht Anleitung		0	0	0	0	0		fragt häufig nach
arbeitet zügig		0	0	0	0	0		arbeitet langsam
hat viel Ausdauer		0	0	0	0	0		hat wenig Ausdauer
gute Konzentration		0	0	0	0	0		nachlassende Konzentration
Qualität ist o.k.		0	0	0	0	0		Qualität ist nicht o.k.
flexibel		0	0	0	0	0		inflexibel
reale Selbsteinschätzung		0	0	0	0	0		neigt zur Fehleinschätzung
selbständig		0	0	0	0	0		unselbständig
Leistungsdruck o.k.		0	0	0	0	0		Leistungsdruck erzeugt Streß

Selbstbild, Einstellung zur Arbeit, Motivation, Arbeitsrolle:

	+	1	2	3	4	5	–	
leicht zur Arbeit zu bewegen		0	0	0	0	0		schwer zur Arbeit zu bewegen
selten mit privaten Dingen beschäftigt		0	0	0	0	0		häufig mit priv. Dingen besch.
fühlt sich eher wie ArbeitnehmerIn		0	0	0	0	0		fühlt sich eher wie PatientIn
traut sich bei der Arbeit einiges zu		0	0	0	0	0		traut sich wenig zu
hält bei Mißerfolg durch		0	0	0	0	0		gibt bei Mißerfolg schnell auf
benötigt wenig Unterstützung		0	0	0	0	0		benötigt viel Unterstützung
übernimmt Verantwortung		0	0	0	0	0		übernimmt keine Verantw.
verlangt Rückmeldung		0	0	0	0	0		verlangt keine Rückmeldung

Umgang mit MitpatientInnen:

	+ 1	2	3	4	5 –	
arbeitet gern allein	0	0	0	0	0	arbeitet ungern allein
Gruppenarbeit angenehm	0	0	0	0	0	Gruppenarbeit unangenehm
nimmt Kontakte auf	0	0	0	0	0	nimmt keine Kontakte auf
kann Kontakte halten	0	0	0	0	0	kann keine Kontakte halten
kann Hilfe annehmen	0	0	0	0	0	nimmt keine Hilfe an
regt störendes Verhalten auf	0	0	0	0	0	regt störendes Verh. nicht auf
bietet Hilfe an	0	0	0	0	0	bietet keine Hilfe an
grenzt sich ab	0	0	0	0	0	ist distanzlos
zurückhaltend	0	0	0	0	0	fordernd
kritisch	0	0	0	0	0	unkritisch
ruhig	0	0	0	0	0	aggressiv

Umgang mit ErgotherapeutInnen:

	+ 1	2	3	4	5 –	
sucht Kontakt	0	0	0	0	0	sucht keinen Kontakt
fragt häufig nach, wie die Arbeit gemacht werden soll	0	0	0	0	0	fragt nie nach, wie die Arbeit gemacht werden soll
hat keine Schwierigkeiten, etwas anzunehmen	0	0	0	0	0	hat Schwierigkeiten, etwas anzunehmen
fällt es leicht, Rückmeldungen zu verlangen	0	0	0	0	0	fällt es schwer, Rückmeldungen zu verlangen
kann Kritik vertragen	0	0	0	0	0	kann Kritik nicht vertragen
ruhig	0	0	0	0	0	aggressiv
kritisch	0	0	0	0	0	unkritisch
zurückhaltend	0	0	0	0	0	aufdringlich
grenzt sich ab	0	0	0	0	0	wirkt fordernd
bietet Ideen an	0	0	0	0	0	wartet auf Vorschläge

Ergänzungen:

_____

_____

Rollen in der Gruppe

Der Streitsüchtige – die Streitsüchtige

Hier ist unbedingt Ruhe erforderlich, BehandlerInnen sollten sich auf keinen Fall in einen Streit verwickeln oder hineinziehen lassen.

Der Positive, der Aufbauer – die Positive, die Aufbauerin

Eine große Hilfe in der Diskussion, immer bemüht, neue Möglichkeiten aufzuspüren, alles in Harmonie verlaufen zu lassen.

Der Alleswisser – die Alleswisserin

Alle TeilnehmerInnen der Gruppe, aber auch die BehandlerInnen, sollen sich mit ihren Theorien auseinandersetzen.

Der Erklärer – die Erklärerin

Sie fassen gern zusammen, was in der Gruppe gesagt wurde, die eigenen Meinungen und Ideen fehlen oftmals.

Der Schüchterne, der Schweiger – die Schüchterne, die Schweigerin

Hier können BehandlerInnen das Selbstbewußtsein stärken, indem z.B. *leichte* Fragen an sie gestellt werden, bei der sie sich nicht vor einer Antwort *fürchten* müssen. Wenn sie Anerkennung zu spüren bekommen, vergeht ggf. das schüchterne Verhalten.

Der Unkollegiale – die Unkollegiale

Hier können BehandlerInnen den Ehrgeiz wecken, indem sie diesen Typus anerkennen und hinsichtlich ihrer Erfahrung und ihres Wissen auch fordern.

Der Friedenstifter – die Friedenstifterin

Sie sind für die Eintracht in der Gruppe *verantwortlich,* sie relativieren Streitfragen.

Der Überhebliche – die Überhebliche

Ihre vermutliche negative Kritik kann vielleicht doch Pluspunkte für die gesamte Gruppe ergeben.

Der ewige Frager – die ewige Fragerin

Sie versuchen gern, die Gesprächsleitung in eine Falle zu locken. Für BehandlerInnen empfiehlt es sich, ihre Fragen an die Gruppe weiterzuleiten.

Ist die Gruppe formiert, können die verschiedenen Rollen *unterschieden* werden. Rollen, die eine Zusammenarbeit erschweren sind: der/die Streitsüchtige, der/die AlleswisserIn, der/die Unkollegiale, der/die SchweigerIn und der/die Überhebliche.

Die anderen Rollen fördern die Zusammenarbeit in der Gruppe. Wissen BehandlerInnen, daß sich in so einer Gruppe so viele Möglichkeiten von Rollen und Rollenverschiebungen anzeigen, entfällt ggf. die Unsicherheit der Gruppe gegenüber; „man" ist vorbereitet.

Die Organisation der Ergotherapie

Der Aufbau

Voraussetzung für den Aufbau einer ergotherapeutischen Abteilung ist u.a. die Bereitschaft der ärztlichen/wissenschaftlichen Leitung einer Facheinrichtung, dieses Vorhaben auch zu unterstützen.

Die Größe und Ausstattung einer Fachabteilung ist in erster Linie abhängig von der Anzahl der zu behandelnden PatientInnen und dem Arbeitsschwerpunkt – in zweiter Linie von den, im Investitionsplan der Einrichtung vorgesehenen Mitteln. Zur weiteren Unterhaltung der Abteilung ist ein Etat zur Wiederbeschaffung von verarbeitetem und verbrauchtem Material, sowie Instandhaltung und Neuanschaffung von Werkzeugen und Maschinen nötig. Dieser Etat sollte, wenn möglich, erst dann festgelegt werden, wenn die Grundausstattung komplett und die Einarbeitungszeit vorbei ist.

Es wäre weiterhin zu ermitteln, wie viele PatientInnen voraussichtlich, ergotherapeutisch behandelt werden, welche beschäftigungs- und arbeitstherapeutischen Behandlungsziele gesetzt werden können. Gruppenbehandlungen sollten in einem Rahmen von maximal 10 – 12 PatientInnen (pro TherapeutIn) zugleich stattfinden.

Für die Durchführung der Ergotherapie sollte mindestens ein eigener Raum zur Verfügung stehen. Dieser Raum sollte für PatientInnen gut erreichbar sein und an die Räume des mitbehandelnden Teams so eng angebunden wie möglich sein. Der Behandlungsraum selbst sollte hell, gut belüftet, heizbar und rutschfest sein, ferner sollte er über einen Wasseranschluß und einen Telefonanschluß verfügen; günstig erscheint es auch, ein WC in der Nähe zu haben.

Ein weiterer Raum, als Lager für Material und Abstellplatz für Geräte, ist ebenfalls notwendig. Er sollte gut belüftet und trocken sein, Kunstlicht als Lichtquelle ist ausreichend, Regale genügen zur Einrichtung.

Die Einrichtungsgegenstände

Für jede(n) PatientIn ist ein eigener Arbeitsplatz erforderlich, unabhängig davon, ob einzeln oder in der Gruppe behandelt wird.

Die Zahl der benötigten Arbeitsplätze ergibt sich aus der Zahl der in der Abteilung tätigen TherapeutInnen und der Zahl der PatientInnen, die gleichzeitig betreut werden müssen. Zu einem individuellen Arbeitsplatz gehört eine Arbeitsfläche (Werktisch) von mindestens 0,80 x 0,60 m sowie ein Raum von mindestens 0,60 m hinter dem Arbeitsplatz für eine Sitzgelegenheit. Der günstigste Lichteinfall ist der von vorn oder von links, auf jeden Fall vor dem Arbeitsplatz.

Werktische müssen stabil sein, als Arbeitsplatte hat sich Buchenholz bestens bewährt und ist empfehlenswert, für den Unterbau hat sich Stahlrohr bewährt. Zu jedem Arbeitsplatz gehört ein stabiler Stuhl; Sitzfläche und Rückenlehne sollten verstellbar sein (gute Marken haben ein GS-Zeichen für geprüfte Sicherheit).

Schrankraum ist notwendig für eine übersichtliche Unterbringung von Werkmaterial, Geräten, angefangenen und fertiggestellten PatientInnenarbeiten.

Ein verschließbarer Schreibtisch für Verwaltungsarbeiten ist erforderlich, ideal ist ein kleines Büro. Je nach Verwendungszweck werden verschiedene Regal- bzw. Schranktiefen benötigt:

- Garderobe (Bügeltiefe)   0,50 m
- PatientInnen-Werkstücke   0,50 m
- Papiere / Kartons   0,50 m
- Materialien / Werkzeuge   0,50 m
- Bastelanleitungen / Fachbücher   0,40 m

Ausreichende Schubladen erleichtern die Übersicht von verschiedenen „Kleinmaterialien".

Zur weiteren Grundeinrichtung gehören:

- mindestens ein Waschbecken (mit Mischbatterie) und Spiegel,

- eine größere Wanne, verschiedene Eimer für z.B. Batikarbeiten oder verschiedene Reinigungsgeräte (Besen, Kehrbleche, etc.),

- Müllbehälter, nach Möglichkeit verschiedene, um den anfallenden Müll getrennt entsorgen zu können,

- eine Leiter (GS-Zeichen),

- einen Erste-Hilfe-Kasten, zentral zugänglich,

- Wäscheständer.

Für verschiedene Holzarbeiten sollte neben einer Hobelbank folgende Grundausstattung vorhanden sein:

Meß- und Werkzeuge:
1 Gliedermaßstab, 1 Bandmaß, 1 Universal-Schublehre, 2 verschiedene Holzwinkel, 1 Gehrungsmaß, 1 Schmiege, 1 Wasserwaage, 1 Streichmaß.

Werkzeuge zum Hobeln:
1 Doppelhobel, 1 Putzhobel.

Werkzeuge zum Bohren:
1 Spitzbohrer, 1 Reibahle, 1 Schnekkenbohrer mit Ringgriff, 1 Handsenker, 1 Bohrwinde mit Knarre und Vierbackenfutter.

Werkzeuge zum Schrauben + Nageln:
2 verschiedene schwere Hämmer, 1 Beißzange, 1 Kombizange, 2 Flachzangen, 2-6 Seitenschneider, 1 Satz Schraubendreher (Schlitz + Kreuz), 1 Drill-Schraubendreher.

Werkzeuge mit Stromversorgung:
1 Handbohrmaschine, 1 Tischbohrmaschine, 1 Stichsäge, 1 Bandsäge, 1 Tischkreissäge, 1 Abricht- und Dickenhobelmaschine, 1 Entstauber, 1 Oberfräse, 1 Einhandwinkelschleifer, 1 Schwingschleifer, 1 Bandschleifer, 1 Handkreissäge.

Werkzeuge zum Sägen:
1 Gestellsäge, 1 Bügelsäge, 2 umlegbare Feinsägen mit gekröpfter Angel, 1 Fuchsschwanz, 1 Rückensäge, 1 Stichsäge, 1 Gehrungssäge mit Blattspannvorrichtung, 1 Furnierschneider.

Werkzeuge zum Stemmen:
6 Stechbeitel (6, 10, 12, 16, 20 + 26 mm), 2-3 verschiedene Lochbeitel, 2-3 verschiedene Hohlbeitel, 1 Schreinerklüpfel.

Werkzeuge zum Raspeln + Feilen:
1 Sägeraspel, je eine Raspel: flachstumpf, halbrund, rund und Kabinett, 1 Rundfeile, 1 Vierkantfeile, 1 Kabinettfeile, 1 Flachfeile, 1 Dreikantfeile, 1 Halbrundfeile, 1 Feilenbürste zur Reinigung.

Werkzeuge zum Spannen:
ca. 10 verschiedene Moment-Schraubzwingen, 5 Paar Hebel-Leimzwingen, 1 Spreizzange, 2 Satz Gehrungs-Spannklammern.

Elektrisch betriebene Werkzeuge und Maschinen stellen eine relativ hohe Unfallquelle dar. In meiner Praxis habe ich mir angewöhnt, PatientInnen nur nach langer Beobachtung, ohne Berücksichtigung ihres angegebenen Berufes und meiner Einschätzung, an Maschinen einzuweisen, um sie dann selbständig arbeiten zu lassen. Die Einweisung beinhaltet: Funktion und Technik, Wartung und die dazu gehörende UVV (Unfallverhütungsvorschrift).

Werkzeuge für die Metallbearbeitung:

2-3 Treibhämmer, 1-2 Schraubstöcke, 2 Blechscheren, 1 Eisensäge, 2 Satz Zangen für Drahtbiegearbeiten, Hart- und Hirnholzklötze, Sandsäcke.

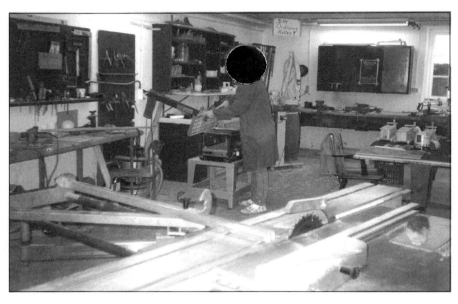

Ein Blick in die Werkstatt; hier kann handwerkliches Geschick unter Beweis gestellt werden.

Ein Arbeitsergebnis, welches sich sehen lassen kann.

Arbeitsaufgabe:

Herstellung einer Spielzeugeisenbahn aus Naturholz.

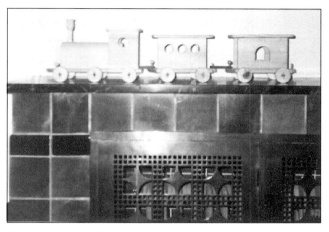

Eisenbahn aus Holz, Patientenarbeit

Arbeitsmaterial:

Kieferbretter, Leisten, Dübelstangen.

Werkzeuge:

elektrische Stichsäge, elektr. Handbohrmaschine, Schreinerwinkel, Maßband, Holzraspel, Holzfeilen.

Feinbearbeitung:

Schleifpapier + Stahlwolle, für die Montage Holzleim, Holzschutz: Biowachs.

Folgendes Werkmaterial empfiehlt sich als Grundausstattung:

Für Holzarbeiten:

1 Bohle Kiefer (4-6 cm stark), 5 m² Sperrholz (5 mm), 2 m² Sperrholz (10 mm), 2 m² Tischlerplatte, je 10 Dübelstangen (Buche, 4 – 20 mm), beliebig viele Leistenabschnitte, Holzleim, Lacke, verschiedene Furniere, Lamellos (2 – 3 verschiedene Sorten), 1 Sortiment Schleifpapier, Furnierklebeband, 1 Sortiment Nägel, 1 Sortiment Holzschrauben.

Für Metallarbeiten:

Kupfer- und Messingbleche (verschiedene Stärken), Kupfer-, Messing- und versilberter Kupferdraht, Putz- und Poliermittel, Nieten.

Für Keramikarbeiten:

je 5 Stangen, fertig angesetzter Ton: weiß-, rot- und schwarzbrennend, 1 Farbsortiment Engoben. Verfügt eine Einrichtung über einen Brennofen, sollten auch farbige Glasuren angeschafft werden.

Für Lederarbeiten:

Rauh-, Glatt- und Futterleder (verschiedene Arten), verschieden starke Lederriemchen zum Umflechten, Sattlergarn, Sattlernadeln, Lederschere, Schnallen (Schließen) und Verschlüsse, Hohlnieten, Ösen und Druckknöpfe.

Als Ergänzung: Punziereisen, Lederfarben und Lederpflegemittel.

Für Textiltechnik:

Stoffe: verschiedene Sorten für Näh- und Stickarbeiten, Stoffdruckarbeiten, Stoffreste.

Kurzwaren: Garne verschiedener Qualität und Sorte, Steck-, Näh- und Sicherheitsnadeln, Knöpfe, Gummiband, Bänder und Verschlüsse.

1 Sortiment Webwolle, mindestens zwei Farbtöne in den Grundfarben sowie schwarz und weiß, je 500 g des gleichen in Smyrna- und Ryawollen, Baumwolle u. Leinen. Zusätzlich Hanfgarn, Baumwollcord, Sisal, Häkel- und Stickgarne.

Bildnerisches Gestalten:

Papier: verschiedene Sorten und Farben, Seiden-, Transparent- und Kreppapier, verschiedene Folien, Kartons und Pappen. Klebstoff (Papier- und Alleskleber), Borsten- und Haarpinsel und solche für Lack- und Ölfarben, Schreibfedern, verschiedene Farbstifte (Öl-Wachs-Pastell-Filz), Linolschnittmesser, Linolplatten, Farbwalzen, Druck- und Wassermalfarben, Plakafarbe, Kleister, 8 – 12 Scheren, mindestens eine Linkshänderschere, 2 – 6 Cuttermesser, verschiedene Malblökke, Fixiermittel (Tip: Haarspray ist meist billiger und auch effektiv).

Papier- und Pappearbeiten:

Kartons und Pappen verschiedener Stärke, Bezugspapiere, Buchbinderleinen, Heftband, Haftgarn und Leim. Zur eigenen Herstellung von Preßbrettern eignet sich z.B. Tischlerplatte (19 mm).

Hier noch ein Satz zur Lagerung. Holz sollte liegend und trocken gelagert und zur besseren Belüftung mit Zwischenbrettchen geschichtet werden. Gebrauchsfertiger Ton muß feucht gehalten werden und wird (in feuchte Tücher eingeschlagen) am besten in Plastikeimern mit Dekkeln oder in Hartpappetonnen, die innen mit Kunststoff beschichtet sind, aufbewahrt.

Garne und Stoffe können durch Plastikhüllen geschützt werden; Leder wird aufgerollt im Schrank, bzw. Regal gelagert.

Techniken

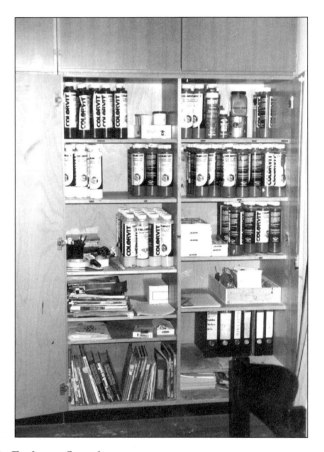

Blick in die Farbenaufbewahrung

Eine große Auswahl an verschiedenen Farben, Pinseln und Malblökken, entsprechender Fachliteratur kann u.U. manchmal schon ein Anreiz für PatientInnen sein, selbst etwas zu beginnen. Mitunter entdecken sie dabei Talente, die ihnen bis dahin verborgen waren, Fähig- und Fertigkeiten werden (wieder)entdeckt.

Farbe ist in der Ergo- und Gestaltungstherapie ein nicht zu missendes Medium.

Manchmal entstehen kleine Kunstwerke. Der Patient, der das nebenstehende Bild (Frau und Löwe) malte, ging in seiner Arbeit richtig auf. Er hatte sich zur Raumverschönerung gemeldet und diese Arbeit frei gestaltet.

An dieser Arbeit war klar die Umsetzung von eigenen Ideen zu erkennen, und im Gegensatz zu den bisherigen Aktivitäten, erlebte ich hier diesen Patienten erstmalig wirklich motiviert und ausdauernd.

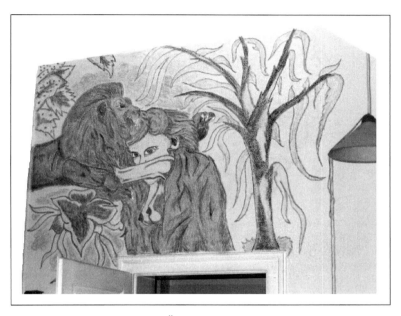

Patientenarbeit, Arbeitsmaterial: Ölkreide und Kohlestifte.

Er bekam hinsichtlich seines Schaffens viel positive Rückmeldung, sowohl von seiner Gruppe als auch von mir. Der Zugang zu ihm, im anschließenden „BT-Alltag", war besser möglich als zuvor.

Ideen aus der Gestaltungstherapie

Die Gestaltungstherapie* als eine besondere Form der Beschäftigungstherapie, in der auf individuelle Art und Weise auf fehlerhafte Erlebnisverarbeitung und die daraus resultierenden Konflikte hingewiesen werden kann, ist m.E. ein sehr wichtiger Bestandteil in der Behandlung von Alkohol- und Medikamentenabhängigen.

---

*(L. Paneth, C.G. Jung)

Hier haben Malen, Zeichnen, Schnitzen, Bearbeiten von Ton o.ä. Material genauso ihren Platz, wie auch Pantomime, Musik, Tanz und Gymnastik.

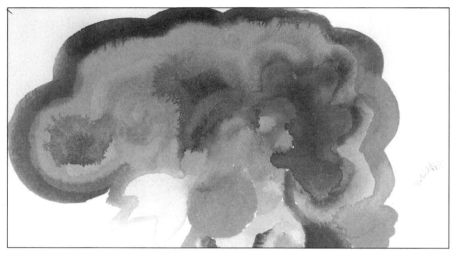

Thema: Ohne zu reden mit Farben kommunizieren (2 Personen).

Diese Arbeit bietet sich sehr gut in der Gruppenarbeit an, u.a., damit sich PatientInnen untereinander kennenlernen.

Neben dem freien Gestalten bieten sich auch andere Techniken an, z.B. die Spiegelbildmethode nach *Benedetti* (Psychiater, Ital.). Diese Methode hat gegenüber anderen „einmal gemalten Bildern" den Vorteil, daß hier das Bild im Verlauf des therapeutischen Prozesses veränderbar ist. Aus einem Bild entwickelt sich zwar keine Geschichte, aber der/die PatientIn erlebt und sieht, hinsichtlich eines zuvor bestimmten Themas, eine deutliche, progressive Veränderung, der Handlungsspielraum wird erheblich erweitert.

Benötigtes Material: Malblock, Pastell- oder Ölkreiden, Transparentpapier (Pauspapier).

Ablauf:

Unter einer bestimmten Themenvorgabe ein Bild malen lassen. Damit es zu einer Identifikation TherapeutIn / PatientIn kommen kann, paust der/die TherapeutIn das Bild ab.

Dann erst kann der/die TherapeutIn gewisse Veränderungen (auf der Pause) vornehmen. Der/die TherapeutIn progressiviert (in kleinen

122

Schritten) behutsam das Bild, ergänzt, sublimiert und weitet es aus, stellt eine positive Seite vor.

Der/die PatientIn hat danach die Möglichkeit, diese Veränderungen anzunehmen, bei PatientIn und TherapeutIn ist das „Unbewußte" aktiviert.

In der folgenden Bildillustration war die Themenvorgabe: Ein Bild malen, in dem Haus, Baum, Tier und zwei in einer gefährlichen Situation vorkommen.

Der „Maler" erzählte: aus einem in der Nähe gastierenden Wanderzirkus war ein Löwe ausgebrochen; zwei Kinder (ein Junge, ein Mädchen) spielten vor dem Elternhaus, befanden sich durch den Löwen, der sich auf ihrem Grundstück hinter einem Baum aufhielt, in einer gefährlichen Situation.

Im weiteren Verlauf kam heraus, der Löwe war kein „böser" Löwe, er fühlte sich nur eingesperrt, auf keinem Fall wollte er den Kindern etwas zuleide tun; hinter dem Baum hatte er sich „versteckt", um sich, von den Strapazen seiner Flucht auszuruhen. Des „Malers" Lebensgeschichte: alkoholabhängig, geschieden, zwei Kinder (Junge, Mädchen) bei der Mutter lebend.

Er identifizierte sich mit dem Löwen, der zwar gutmütig war, der aber den Kindern Angst machte. Die Veränderung durch den Therapeuten erfolgte nach dem Abpausen mit dem Vorschlag der Veränderung, der Löwe könnte sich aus der Situation entfernen. Der Vorschlag kam an, das Bild wurde so verändert, daß die Kinder „beruhigt und ohne Gefahr" ins Haus gehen konnten, der Löwe flüchtete, er wollte keine Gefahr für die Kinder sein.

Hier wurde das "Unbewußte" zum "Bewußten", die Gefährlichkeit der Alkoholabhängigkeit, die Familiensituation im "nassen" Zustand, die Entfernung von den Kindern bis zur Flucht in die Sicherheit (Therapie) vor der Gefahr (Alkohol).

An dieser Stelle möchte ich auf die Gefahr des Interpretierens *nur* durch den/die TherapeutIn, *ohne* Beteiligung und Aussage des/der PatientIn, hinweisen. Dieses „Arbeitsergebnis" wurde ausschließlich vom Patienten kommentiert, daraufhin erfolgte die therapeutische Intervention und ein entsprechendes Angebot zur Hilfe.

Hier gilt als Grundregel: Keine Fragen an PatientInnen stellen, die sie mit ja oder nein beantworten („Sind Sie vielleicht der Löwe?"), sondern Fragen stellen, die einen Bericht fordern („Was geschieht denn da, was ist daß für eine Situation?").

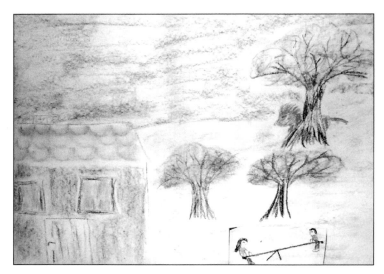

Spiegelbildmethode, Bild 1, Originalbild.

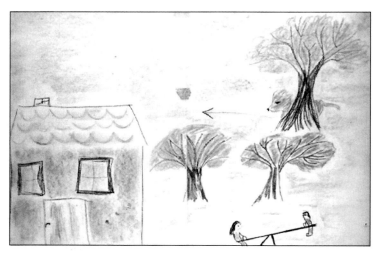

Spiegelbildmethode, Bild 2, nach der Interpretation Veränderung.

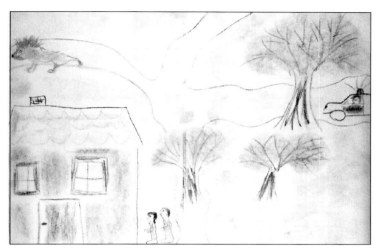

Spiegelbildmethode, Bild 3, Patientenpause, mit einer gut sichtbaren Veränderung

Gipsmasken

Die Gestaltung von Masken aus Gips erfordert viel Vertrauen, wie auch Einfühlungsvermögen.

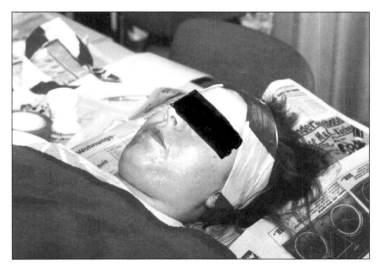

Vorbereitung für eine Gipsmaske. Abdecken der Haare, Einfetten der Gesichtshaut mit Vaseline (o.ä.). Geduld und Ausdauer sind gefragt.

125

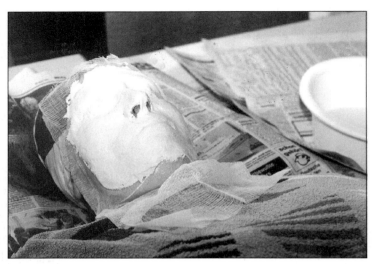

Auftrag der Gipsmaske.

Der gesamte Arbeitsaufwand erfordert einiges an Zeit. Die Vorbereitung, Ausführung und Nachbereitung sollte großzügig (ca. 2 Stunden) kalkuliert werden. Um eine Auskühlung während des langen Liegens zu vermeiden, sollten Wolldecken o.ä. mit eingeplant werden.

Da während des gesamten Vorgangs verbale Kontakte kaum möglich sind, ist es wichtig, *vorher* klare Absprachen zu treffen, falls es zu einem Unwohlsein o.ä. kommt. Eine Absprache könnte sein: Auf Fragen, die mit ja beantwortet werden, die Hand einmal, bei nein zweimal fest drücken.

„Störungen haben jederzeit Vorrang", so heißt es in der Pädagogik – ein Satz, der leider oftmals zu wenig bedacht wird.

Ein noch so gut durchdachtes Konzept kann und wird nicht funktionieren, wenn TherapeutInnen Störungen – gleich welcher Art – übersehen, überhören oder übergehen. Bei der Erstellung einer Gipsmaske sollte die Physiognomie starr sein; Beweglichkeit muß vermieden werden um einen brauchbaren Abdruck zu erzielen. In diesem Fall kam es aber anders als geplant.

Da liegt sie nun, ruhig und entspannt. Sie wird entsprechend der notwendigen Arbeitsgänge vorbereitet und dann, irgendwann ist es vorbei mit Ruhe und Entspannung, motorische Unruhe macht sich bemerkbar. Es folgen schwache Gesten mit den Händen, verbaler Kontakt ist in diesem Stadium (Gaze aufgelegt und angepaßt) schlecht

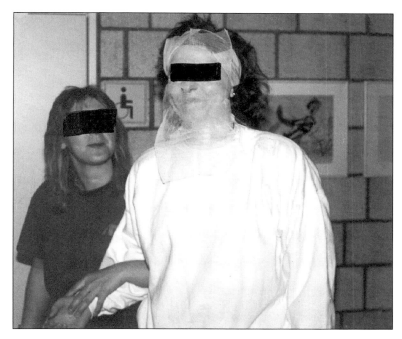

„Störungen haben Vorrang"

möglich, ohne die weitere Arbeit in Frage zu stellen. Nach einigen gezielten Fragen kommt die Antwort per Handdruck: ein menschliches Bedürfnis hatte sich angesagt, die Aktion wird für einen WC-Besuch kurz unterbrochen und danach war ein Weiterarbeiten ohne „Störungen" möglich, das Vertrauen war vorhanden, sie fühlte sich ernst genommen.

Keramikarbeiten

Zum Töpfern, arbeiten mit Ton bieten sich meist genügend Anlässe, um mit PatientInnen themenzentriert zu arbeiten. In der Gestaltung mit Ton ist relativ schnell ein „Ergebnis" da, es verändert sich etwas, nimmt Form an, der/die PatientIn sieht und fühlt, spürt die Veränderung. Der direkte Kontakt ist hergestellt. Um nach der Gestaltung das Werkstück zu erhalten und es ggf. mit nach Hause zu nehmen, sollte es zuvor gebrannt werden.

Der Kreativität sind keine Grenzen gesetzt. PatientInnen erleben auch mit der Bearbeitung des Tonmaterials und der Fertigstellung, daß *sie*

127

etwas zustande bringen, was sie sich zuvor nicht unbedingt zugetraut hätten.

Die meisten PatientInnen nehmen „ihr" Werkstück mit; zu Hause bekommt es einen „Ehrenplatz".

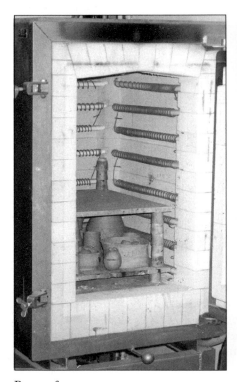

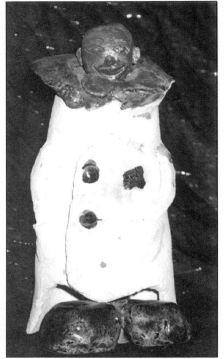

Brennofen

Clown

Praktisches Vorgehen

Planung

Ausgangspunkt der ergotherapeutischen Maßnahme ist der/die zu betreuende PatientIn. Es gilt, die Bedürfnisse und Erwartungen abzuklären und die daraus resultierenden Ziele und Behandlungsschritte gemeinsam zu erarbeiten.

Der/die PatientIn sollte die Möglichkeit haben, sich aus dem jeweils bestehenden Angebot der Facheinrichtung zu Behandlung von Alkohol- und Medikamentenabhängigen ein Projekt herauszusuchen und damit zu arbeiten. Steht das Projekt fest, erscheint es sinnvoll, den/die PatientIn eine Planung und ggf. eine Skizze des geplanten Projekts erstellen zu lassen, um hier gleich zu Beginn die Eigenverantwortung zu fördern. Der/die behandelnde TherapeutIn kann hierbei wohl Hilfestellung leisten, sollte aber auch die Fähig- und Fertigkeiten des/der Patienten(in) berücksichtigen, um eine größtmögliche Selbständigkeit zu gewährleisten. Als Unterstützung für die Planung könnte ein Vordruck hilfreich sein, in dem folgende Daten enthalten sind:

Projektart, Projektbeginn,

geplantes Ende des Projekts (ca.),

Materialliste (was wird alles benötigt),

schrittweise Arbeitsplanung (z.B. abmessen, anreißen, sägen, u.s.w.),

Kostenkalkulation,

Projektskizze.

Durchführung

Nach Erstellung der Planung kommt der praktische Teil, resp. die Ausführung der notwendigen Technik, z.B. Ton (Skulptur), Holz (schnitzen einer Figur), etc.

Die Technik sollte in allen Schritten besprochen werden, bei kritischen Punkten, sollte nachgefragt werden, ob der Weg auch verstanden wurde.

Während des gesamten Arbeitsvorganges sollte der/die TherapeutIn sowohl präsent als auch für eventuelle Rückfragen offen sein und einen großen Wert auf die Fertigstellung des angefangenen Projekts legen.

Gerade im Arbeitsprozeß entstehen doch die häufigsten Konflikte, die „Vorfreude" auf ein fertiges Projekt, was dann doch „so lange" dauert läßt nach, der/die PatientIn möchte lieber doch etwas anderes machen. Auch hier gilt es wieder, den/die PatientIn ernst zu nehmen, hinsichtlich der getroffenen Projektplanung und der damit verbundenen Absprache. Es kann in solchen Situationen gezielt interveniert werden:

Wo liegen die eigentlichen Schwierigkeiten?

Was macht das Durchhalten so schwer?

Wo ist die Ausdauer?

Welchen Wert haben getroffene, verbindliche Absprachen?

Wie ist die Kritikfähigkeit und Kritikverträglichkeit?

Wie und von wem kann, vor der endgültigen Aufgabe, Hilfe geholt werden?

Durch die Arbeit in der Gemeinschaft (Gruppe) kann der/die PatientIn angeregt und gefordert werden; es besteht jederzeit die Möglichkeit der Kontaktaufnahme und zu Gesprächen (Förderung der Kommunikation). Somit besteht auch die Möglichkeit für den/die PatientIn, sich innerhalb der Gemeinschaft Hilfe zur Bewältigung eines auftretenden Arbeitsproblems zu holen.

Natürlich sollte auch dahingehend geprüft werden, ob tatsächlich eine Überforderung vorliegt, die dann selbstverständlich dazu führt, das Projekt (mit einer entsprechenden Reflexion) zu beenden.

Kontrolle, Abschluß

Ist das Projekt erledigt und abgeschlossen, ist es wichtig den Vorgang zu reflektieren. Die Reflexion kann im Gruppenrahmen stattfinden, effektiver erscheint sie im Einzelgespräch; die Hemmschwelle, sich u.U. Fehler einzugestehen, ist weitaus geringer.

Entstandene Fehler zu reflektieren ist wichtig, um künftig anders mit den zuvor ausgeführten Techniken umgehen zu können, weitaus wichtiger ist jedoch, und das kommt leider immer noch zu oft zu kurz, die positive Rückmeldung der einzelnen Schritte, die auch o.k. waren.

Ein ehrlich gemeintes Lob, welches die meisten alkohol- und medikamentenabhängigen PatientInnen lange Zeit in ihrer „nassen" Phase nicht mehr gehört haben, kann sie sehr positiv bestärken, es hebt ihr Selbstwertgefühl, ihre Selbstachtung, die Motivation steigt, der Wunsch weiter zu machen, bzw. etwas Neues auszuprobieren, ist geweckt.

Zur Erleichterung eines solchen Gespräches zwischen PatientIn und TherapeutIn ist es empfehlenswert, wenn sich der/die PatientIn zunächst selbst einschätzt, das eigene Arbeitsverhalten beurteilt und zwar mit einem Selbsteinschätzungsbogen, der zuvor von dem/der PatientIn ausgefüllt wird.

Solch ein Selbsteinschätzungsbogen sollte bestimmte Kriterien enthalten:

— Stimmt die zeitliche Planung mit der realen Zeit überein?

— Haben sich die Vorstellungen von dem Projekt erfüllt?

— Wie war die Handhabung der Technik?

— Besteht der Wunsch das Arbeitsverhalten zu verändern?

— War das Projekt eher eine Unterforderung oder Überforderung?

— Wie war der Kontakt zu den anderen Gruppenmitgliedern?

— Wie war die Akzeptanz der Gruppenmitglieder?

— Hat sich das Verhalten, die Einstellung in der Ergotherapie verändert?

— Wo liegt künftig die Zielsetzung und Erwartung in der Ergotherapie?

— Wie war die Zusammenarbeit mit dem/der ErgotherapeutIn?

— Fühlte ich mich ernst und angenommen oder alleingelassen und bevormundet?

— Was hätte anders sein können?

Das Ergebnis der Besprechung kann gleichzeitig Grundlage für die Planung des nächsten Projekts, hinsichtlich der Zielsetzung sein.

Literatur

Aernout, J.R.: Arbeitstherapie, Eine praxisorientierte Einführung, Beltz-Verlag, Weinheim, 2. Auflage, 1986

Bayerisches Staatsministerium für Arbeit- und Sozialordnung: Alkoholismusreport, Bayer. Staatsministerium für Arbeit- und Sozialordnung, München, 5. Auflage, 1989

Böning, J., Gerchow, J, Katzung, W. Kovar, K.-A., Wanke, K.: Medikamentenabhängigkeit, Eine Information für Ärzte, Deutsche Hauptstelle gegen die Suchtgefahren, Hamm, 3. Auflage, 1991

Bundesanstalt für Arbeit: Blätter zur Berufskunde, Beschäftigungs- und Arbeitstherapeut, Bd. 2 – II A 23, Bundesanstalt für Arbeit, Nürnberg, 3. Auflage, 1987

Bundesanstalt für Arbeit: Blätter zur Berufskunde, Arbeitserzieher/Erzieherin am Arbeitsplatz, Bd. 2 – IV A 21, Bundesanstalt für Arbeit, Nürnberg, Jan. 1987

Feuerlein, W.: Alkoholismus – Mißbrauch und Abhängigkeit, Entstehung-Folgen-Therapie, Thieme-Verlag, Stuttgart, 4. Auflage, 1989

Feuerlein, W.: Ambulante und stationäre Suchttherapie – Möglichkeiten und Grenzen, Fachverband Sucht e.V., Beiträge des 5. Heidelberger Kongresses 1992, Neuland-Verlag, Hamburg, 1993, S. 9 – 30

Feuerlein, W., Krasney, O., Teschke, R.: Alkoholismus, Eine Information für Ärzte, Deutsche Hauptstelle gegen die Suchtgefahren, Hamm, 3. Auflage, 1991

Glatt, M.: Der Alkoholiker und die Hilfe, die er braucht – Diagnose und Hilfen, Herder-Verlag, Wien 3. Auflage, 1981

Helber, A.: Der suchtkranke Alkoholiker im Krankenhaus, Deutsche Krankenpflegezeitschrift, Verlag W. Kohlhammer, Stuttgart, 44. Jahrgang, Heft 4 / 1994

Huber, G.: Psychiatrie – Systematischer Lehrtext für Studenten und Ärzte, Schattauer-Verlag, Stuttgart, 4. Auflage, 1987

Huppertz, N., Schinzler, E.: Grundfragen der Pädagogik – Eine Einführung für sozialpädagogische Berufe, Bardtenschlager Verlag, München, 8. Auflage, 1985

Jentschura, G.: Beschäftigungstherapie Bd. 1 – Grundlagen, Orthopädie, Traumatologie, Neurologie, Tuberkulose, Geriatrie, berufliche Rehabilitation, Technik, Gesetze, Thieme-Verlag, Stuttgart, 3. Auflage, 1979

Janz, H.-W., Jentschura, G.: Beschäftigungstherapie Bd.2 – Allgemeine Psychiatrie, Kinder- und Jugendpsychiatrie, Psychotherapie, Pädagogik, Pädiatrie, Thieme-Verlag, Stuttgart, 3. Auflage, 1979

Jochheim, K.A.: Rehabilitation, Bd.2 – Innere Medizin, Chirurgie, Gynäkologie, Dermatologie, Thieme-Verlag, Stuttgart, 1975

Kisker, K.P., Lauter, H., Meyer,J.-E., Müller, C., Strömgen; E.: Abhängigkeit und Sucht – Sonderdruck aus Psychiatrie und Gegenwart, Springer-Verlag, Berlin 1987

Peters, U.H.: Wörterbuch der Psychiatrie und medizinischen Psychologie, Urban & Schwarzenberg, München, 3. Auflage, 1984

Pschyrembel, W.: Klinisches Wörterbuch, de Gruyter, Berlin, 255. Auflage, 1986

Schärtl, M.: Kollege Alkohol, Themenbeitrag in der Zeitschrift FOCUS, Burda-Verlag, München Heft 41, 1993

Seitz, H.K., Lieber, Ch.S., Simanowski, U.A.: Handbuch Alkohol – Alkoholismus, Alkoholbedingte Organschäden, Barth-Verlag, Leipzig, Heidelberg, 1995

Glossar

AA: Anonyme Alkoholiker, Selbsterfahrungsgruppe ehemaliger Alkoholabhängiger.

Abhängigkeit: Die Begriffe Sucht und Abhängigkeit werden (noch) synonym verwendet: Ein Zustand psychischer oder psychischer und körperlicher Abhängigkeit von einer Droge. Die Abhängigkeit entsteht durch periodische oder kontinuierliche Einnahme der Droge. Psychische Abhängigkeit bedeutet ein unabweisbares, seelisches Verlangen, den Drogeneffekt (den angstlösenden, den problembereinigenden, den lustbringenden...) zu wiederholen und mit dem Konsum fortzufahren. Körperliche Abhängigkeit ist verbunden mit Dosissteigerung und Toleranzerwerb. Beim Fehlen der Droge kommt es zu Entzugserscheinungen im Rahmen eines allgemeinen Entzugssyndroms.

Abstinenzsyndrom: Es handelt sich um die Gegenregulation des Organismus beim plötzlichen Entzug einer Droge. Sie können im psychischen und körperlichen Bereich auftreten und betreffen vor allem das vegetative Nervensystem. Abstinenzphänomene beginnen wenige Stunden nach Absetzen der Droge und klingen meist innerhalb von 10 Tagen ab.

Sie bestehen in gradueller Zunahme des Verlangens nach der Droge, in Schlaflosigkeit, Muskel- und Gliederschmerzen, Tränenfluß, Gähnen, Schwitzen, depressiven Verstimmungen, Durchfällen, Temperatur-, Puls- und Atemfrequenzanstieg. Vom Beginn mit psychomotorischer Unruhe bis zur schwersten Ausprägung, dem Delir, gibt es fließende Übergänge.

Additive: Zusätze, die in geringer Menge die Eigenschaften eines chemischen Stoffes merklich verbessern.

Amphetamine: Substanzen mit anregender Wirkung, vor allem auf die Funktionen des Gehirns, aber auch mit peripheren Wirkungen. Sie werden als Psychostimulantien und als Appetitzügler eingesetzt.

Ihre Wirkung: Wachheit und erhöhte motorische Aktivität, Appetithemmung.

Antagonismus: Gegenwirkung, auch gegeneinander gerichtete Wirkungsweise.

134

Barbiturate: Bestandteil von vielen Schlafmitteln, besondere Gefahr bei gleichzeitigem Konsum von Alkohol.

Benzodiazepine: Die Benzodiazepine verändern den Tiefschlaf, Wohlbefinden, Leistungsfähigkeit und vor allem die Verkehrssicherheit wird beeinträchtigt.

Borderline: Grenzgebiet, Grenzlinie. Zwischengebiet zwischen (schizophrener) Psychose und Persönlichkeitsstörungen und psychischer Gesundheit.

Co-Abhängigkeit: Bedeutet die Mitbetroffenheit von Bezugspersonen wie Familienangehörigen, PartnerInnen, ArbeitskollegInnen, VereinskameradInnen, MedizinerInnen, die unbewußt das Abhängigkeitsverhalten der/des Betroffenen fördern (Inabler-Funktion).

Delir: Zu den *akuten, exogenen Reaktionstypen* gehörende, reversible Psychose mit abgesunkenem Bewußtsein, Desorientierung über Ort und Zeit, illusionärer oder wahnhafter Verkennung der Umgebung, optischen, akustischen, haptischen Halluzinationen und psychomotorischer Unruhe.

Delirium Tremens: Akute, exogene Psychose, die (frühestens) nach etwa 5-jährigem Alkoholmißbrauch auftritt, wobei ein Exzeß oder eine Entziehung auslösend wirken kann, meist jedoch kein besonderer Anlaß vorhanden ist. Vorboten sind (oft wochenlang) unruhiger Schlaf mit lebhaften Träumen ängstlichen Inhalts. Beginn meist mit abgesunkenem Bewußtsein, Desorientiertheit, lebhaften optischen, akustischen und haptischen Halluzinationen mit rasch wechselnden Inhalten.

Körperlich: starker Tremor, Schlaflosigkeit, profuses Schwitzen, Temperaturerhöhung.

Demenz: Erworbener Abbau der intellektuellen Leistungen; logisches Denken, Wissen, Urteilsfähigkeit und die Anpassungsfähigkeit an neue Situationen und an das soziale Milieu werden fortschreitend beeinträchtigt.

Depravation: Suchttypische Wesensänderung mit Verfall der Wertvorstellung, fortschreitendem Verlust der Kritikfähigkeit und Urteilsfähigkeit und Einebnung der ursprünglich, die Persönlichkeit charakterisierenden Merkmale (Entkernung der Persönlichkeit).

Depression: Im weiteren Sinne allgemeine Bezeichnung für eine verbreitete Form der psychischen Störung, mit trauriger Verstimmung, gedrückter, pessimistischer Stimmungslage, Verzagtheit, Antriebsminderung, leichter Ermüdbarkeit, eventuell Angst und Selbsttötungsneigung.

Depression, lavierte: Vorwiegend durch Körperempfindungen gekennzeichnete endogene Depression, der die typischen Störungen depressiven Denkens jedoch fehlen. Die Kranken klagen über Benommenheit, Herzstechen, Herzklopfen, einschnürendes Gefühl am Herzen, Gefühl von innerer Unruhe. Dazu klagen sie über Schwung- und Kraftlosigkeit und das Erlebnis der vitalen Schwere, jedoch nicht über eine traurige Verstimmung. Andere klagen über Schwindelgefühl, Kreuz- und Gliederschmerzen, Schweißausbrüche, Kältegefühl, Verstopfung oder Durchfall, Haarausfall und Potenzstörungen.

Derivate: Abkömmlinge chemischer Grundsubstanzen.

Differentialdiagnose: Unterscheidung ähnlicher Krankheitsbilder.

Droge: Der Begriff wird nach der Definition der WHO für jede Substanz benutzt, die im Körper eine oder mehrere seiner Funktionen zu verändern vermag. Im Vordergrund stehen die zentralnervösen Wirkungen. Im Rahmen der Abhängigkeitsproblematik sind vor allem die illegalen (Drogen die unter BtmG fallen) Suchtstoffe gemeint. Alkohol wird auch als legale (frei zu erwerben) Droge bezeichnet.

Dsyarthrie: Störung der Sprachartikulation, der Gliederungsfähigkeit der Sprache, der Aussprache insgesamt.

Dysphorie: Bedrückte, gereizte, schnell reizbare und freudlose Stimmung als Symptom verschiedener, organischer Hirnstörungen.

Entzug: Vorenthalten des Suchtmittels bei Stoffabhängigkeit (siehe Abstinenzsyndrom).

Empathie: In der Psychologie auch als Einfühlung verstanden, meint den Versuch, fremdes Erleben nachzuvollziehen mit dem Ziel, die andere Person zu verstehen. Der Weg zum fremden Erleben geht primär über die sprachliche Mitteilung, aber auch über den spontanen Gefühlsausdruck.

Forensische Psychiatrie: Grenzgebiet von Psychiatrie und Recht, das die gerichtlichen Aspekte psychischer Krankheiten umfaßt.

Gangataxie: Koordinationsschwierigkeiten beim Gehen, durch Abschwächung oder Fehlen der Muskeleigenreflexe.

Hypnotika: Schlafmittel.

Iatrogen: Durch ärztliche Einwirkung (Diagnostik oder Therapie) entstanden. Der Begriff ist prinzipiell wertneutral.

Intoxikation: Vergiftung, schädigende Einwirkung von chemischen, tierischen, pflanzlichen, bakteriellen oder sonstigen Giftstoffen auf den Organismus.

Inzidenz: Anzahl der Neuerkrankungsfälle in einem bestimmten Zeitraum.

Katharsis: Läuterung, das „Sich-Befreien" von seelischen Konflikten und inneren Spannungen durch eine emotionale Abreaktion.

Kreuztoleranz: Bei erhöhter Toleranz gegenüber einer Substanz (z.B. Alkohol) kann relative Unempfindlichkeit gegenüber einer anderen Substanz (z.B. Barbituraten) bestehen. Eine Toleranzsteigerung gegenüber einer psychotropen Substanz, kann also gleichzeitig auch gegenüber anderen Substanzen gegeben sein. Die Substanzen können sich gewissermaßen untereinander vertreten, wobei gleiche Wirkungen erzielt und Entzugserscheinungen vermieden werden.

Mnestisch: Auf das Gedächtnis bezüglich; mit dem Gedächtnis zusammenhängend.

Narzißmus: (nach dem Jüngling Narkissos, gr. Sage) Form der Verliebtheit in sich selbst; nach S. Freud normale Phase der Persönlichkeitsentwicklung, bekommt dann Bedeutung, wenn die Beziehung zu anderen dadurch gestört wird.

Nystagmus: Augenzittern, unwillkürlich rhythmisch, schnell aufeinanderfolgende Zuckungen der Augäpfel, schon in der Ruhestellung.

Parese: Motorische Schwäche, unvollständige Lähmung.

Perzeption: Das sinnliche Wahrnehmen, Reizaufnahme durch Sinneszellen.

Polyneuropathie: Erkrankung mehrerer oder alle peripherer Nerven.

Polytoxikomanie: Mehrfachabhängigkeit, Konsum (gleichzeitig oder nacheinander) verschiedener Suchtmittel.

Psychose: Seelenkrankheit, Geisteskrankheit. Allgemeinste psychiatrische Bezeichnung für viele Formen psychischen Andersseins und psychischer Krankheit, die teils durch erkennbare Organ- oder Gehirnkrankheiten hervorgerufen werden oder deren organische Grundlagen hypothetisch sind.

Psychotrop: ... auf die Psyche einwirkend.

Rebound: Abprallen, zurückprallen, Rückschlag, Umschwung.

Repressiv: Hemmend, unterdrückend.

Symptom-Suppression: Unterdrückung eines Symptoms.

Tachykardie: Steigerung der Herzfrequenz, schneller Puls.

Tranquilizer: Beruhigungsmittel.

Tremor: Muskelzittern, rhythmische Zuckungen einzelner Körperteile

Weckamin: Der Müdigkeit und körperlich-geistigen Abspannung entgegenwirkendes, stimulierendes Kreislaufmittel.

Buchempfehlungen

Aernout, J.R.: Arbeitstherapie, Eine praxisorientierte Einführung, Beltz-Verlag, Weinheim, 2. Auflage, 1986

Böning, J., Gerchow, J., Katzung, W., Kovar, K.-A., Wanke, K.: Medikamentenabhängigkeit, Eine Information für Ärzte, Deutsche Hauptstelle gegen die Suchtgefahren, Hamm, 3. Auflage 1981

Cooper, J.C.: Illustriertes Lexikon der traditionellen Symbole, 3-Lilien-Verlag, Wiesbaden, 1. Auflage,

Dörschel,A.: Arbeitspädagogik – Ausbildung und Fortbildung, Erich Schmidt Verlag, Berlin, 1972

Feuerlein, W.: Alkoholismus – Mißbrauch und Abhängigkeit, Entstehung-Folgen-Therapie, Thieme-Verlag, Stuttgart, 4. Auflage, 1989

Feuerlein, W., Krasney, O., Teschke, R.: Alkoholismus, Eine Information für Ärzte, Deutsche Hauptstelle gegen die Suchtgefahren, Hamm, 3. Auflage, 1991

Frutiger, A.: Der Mensch und seine Zeichen, fourier-verlag, 3. Auflage

Huber, G.: Psychiatrie – Systematischer Lehrtext für Studenten und Ärzte, Schattauer-Verlag, Stuttgart, 4. Auflage, 1987

Huppertz, N., Schinzler, E.: Grundfragen der Pädagogik – Eine Einführung für sozialpädagogische Berufe, Bardtenschlager Verlag, München, 8. Auflage, 1985

Jentschura,G.: Beschäftigungsstherapie Bd. 1, Grundlagen, Orthopädie, Traumatologie, Neurologie, Tuberkulose, Geriatrie, berufliche Rehabilitation, Technik, Gesetze, Thieme-Verlag, Stuttgart, 3. Auflage, 1979

Janz, H.-W., Jentschura, G.: Beschäftigungstherapie Bd. 2, Allgemeine Psychiatrie, Kinder- und Jugendpsychiatrie, Psychotherapie, Pädagogik, Pädiatrie, Thieme-Verlag, Stuttgart, 3. Auflage, 1979

Peters, U.H.: Wörterbuch der Psychiatrie und medizinischen Psychologie Urban & Schwarzenberg, München, 3. Auflage, 1984

Seitz, H.K., Lieber, Ch. S., Simanowski, U.A.: Handbuch Alkohol – Alkoholismus, Alkoholbedingte Organschäden, Barth-Verlag, Leipzig, Heidelberg 1995

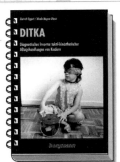
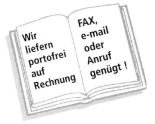
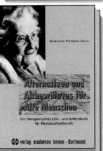
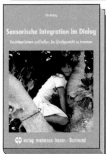
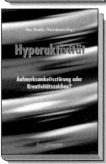

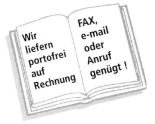